U0221523

别把"三高"不当回事

周大亮 著

湖南科学技术出版社　博集天卷
CS-BOOKY

图书在版编目（CIP）数据

别把"三高"不当回事 / 周大亮著. --长沙：湖南科学技术出版社，2023.8

ISBN 978-7-5710-2321-8

Ⅰ.①别… Ⅱ.①周… Ⅲ.①高血压—防治②高血糖病—防治③高血脂病—防治 Ⅳ.①R544.1②R587.1③R589.2

中国国家版本馆CIP数据核字（2023）第127375号

上架建议：健康·科普

BIE BA "SANGAO" BU DANGHUISHI
别把"三高"不当回事

著　　者：周大亮
出 版 人：潘晓山
责任编辑：刘　竞
监　　制：张微微
特约策划：沈梦原
特约编辑：陈莎莎　张雅琴
营销编辑：胖　丁
封面设计：潘雪琴
版式设计：李　洁
内文排版：大汉方圆
出　　版：湖南科学技术出版社
　　　　　（湖南省长沙市芙蓉中路416号　邮编：410008）
网　　址：www.hnstp.com
印　　刷：三河市中晟雅豪印务有限公司
经　　销：新华书店
开　　本：875mm×1230mm 1/32
字　　数：135千字
印　　张：7.75
版　　次：2023年8月第1版
印　　次：2023年8月第1次印刷
书　　号：ISBN 978-7-5710-2321-8
定　　价：49.80元

若有质量问题，请致电质量监督电话：010-59096394
团购电话：010-59320018

目 录

第二章
冠心病及其他心脏问题 /077

第三章
养成良好生活习惯，远离谣言 /199

前言

　　随着我国社会经济的发展，国人饮食习惯、生活方式的变化，心血管疾病（CVD）的发病率持续增高。目前，心血管疾病死亡居中国城乡居民总死亡原因的首位。2019年，农村、城市心血管疾病分别占死因的46.74%和44.26%，心血管疾病严重危害人们的健康。高血压、高血脂、高血糖、吸烟、肥胖等危险因素正是引起心血管疾病的罪魁祸首，但往往被人们轻视。作为一名工作近20年的心血管内科（以下简称心内科）医生，我时常在想，治病救人不仅仅体现在病床旁、手术台上，更重要的是让患者了解疾病的致病因素，以及患病后如何正确地进行康复治疗，少走弯路，少上当受骗。

　　因此，从2017年开始，我利用业余时间，在各个平台给大家科普常见的心血管疾病相关知识，如冠心病、高血压、心律失常、心力衰竭等疾病的预防、治疗和康复知识，得到了大家的认可。每每看到有患者给我留言："周医生，您的科普让我太受益了！""您的科普让我学会了如何正确测量血压！""您的科普让我避免了上当受骗！"我备受鼓舞，这也是我愿意花时间坚持给患者科普的动力源泉。由于互联网上的科普信息是碎片化的，当很多患者（特别是一些老年人）想就某一种疾病知识进行查阅、学习时，查找起来很不方便，于是应广大患者的要求，我将6年来科普的所有心血管疾病防治知识做一次总结梳理，结集成书，便于大家查阅、学习。

本书包括常见的心血管疾病及其高危因素，如冠心病、高血压、高血脂、高血糖等的防治知识以及注意事项，揭露伪科普、骗人的偏方；还包括对大众对心血管疾病的错误认识、错误做法的纠正，用真实的病例告诉患者如何正确地防病、治病。

我相信，读完本书后，您一定会对心血管疾病的防治有全新的认识！

第一章

正确认识"三高"

高血压篇

《中国心血管健康与疾病报告2021》显示，中国高血压调查（CHS）发现，2012—2015年中国≥18岁居民高血压粗患病率为27.9%，估计中国成人高血压患病人数为2.45亿；血压正常高值[①]粗检出率为39.1%，估计全国有血压正常高值人数为4.35亿。由此可见，目前我国仍存在高血压知晓率、治疗率、控制率低的问题。

[①] 血压正常高值：人体正常血压一般低于120/80mmHg，"正常高值"是120～139mmHg的收缩压范围和80～89mmHg的舒张压范围。血压在此范围内不会被诊断为高血压，但不加注意的话会有较高患高血压的风险。
  ——编者注

💗 为什么血压≥140/90mmHg 就是高血压

20世纪中叶，和现在很多不在乎高血压的患者一样，人们（包括医学界）的普遍观点是，动脉粥样硬化使血管狭窄后，需要更高的血压让血液通过狭窄的血管，所以高血压是一种代偿机制，不应该干预。由于这种错误认知的持续存在，很多高血压患者并没有得到必要的降压治疗，最终出现了高血压并发症。这其中包括美国前总统罗斯福。

在生命的最后几年中，罗斯福的血压常高达180/110mmHg以上，并经常感觉头痛。由于当时医学界的普遍认识是不能降血压，所以当有医学人士对罗斯福的血压提出质疑时，他的医生仍然坚持自己的意见并批评质疑者说，血压增高是人体的代偿反应，总有一些不明所以的人要控制它。而后罗斯福逐渐出现了高血压并发症，即劳累后呼吸困难等症状。1944年3月，罗斯福因高血压导致"心力衰竭"，住进了医院。这是典型的高血压慢性并发症进展过程之一。1945年4

月12日，罗斯福突发脑出血，当晚死亡。

后任总统杜鲁门认识到了高血压的危害，签署了《国家心脏法案》，成立了国家心脏研究所，并拨出专款开展心血管疾病流行病学研究。这也是近代医学史上最伟大的研究之一——弗雷明汉心脏研究。1957年，该研究首次定义高血压为血压≥160/95mmHg，并让人们真正认识到高血压是一种慢性疾病，会出现严重的并发症，需要控制它。

1999年，世界卫生组织（WHO）将高血压定义为血压≥140/90mmHg（在诊室不同日测量3次以上），该标准一直延续至今。2017年，美国将高血压定义为血压≥130/80mmHg。由此可见，血压正常值的界定来源于临床研究得出的有益结果，而且随着越来越多的数据出现，高血压的诊断标准可能还会不断改变。

♥ 哪些因素会导致高血压

很多人认为大部分高血压是遗传所致，其实不然。据统计，我国目前有超过2亿的高血压患者，只有20%～30%的高血压与遗传有关，70%～80%的高血压是不良生活习惯所致。而这些不良生活习惯因素一旦被控制，很多高血压患者的情况会得到不同程度的改善，甚至恢复正常。**哪些不良生活习惯或身体状况会导致高血压呢？**

1. 肥胖

据统计，我国每2～3人中就有1人肥胖，肥胖常常伴有血脂异常、代谢紊乱，这些是引起高血压的常见因素。肥胖不仅使高血压患病风险明显增高，也会大幅提升其他疾病的患病风险。

2. 酗酒

喝酒对血压的影响与饮酒量、喝酒的时间密切相关。一般来讲，偶尔少量饮酒会使血管扩张，血压降低；但长期大量饮酒会使交感神经兴奋，外周小动脉收缩，引起高血压。据统计，高血压患者中有5%～10%是由于过量饮酒而患病，长期饮酒会使收缩压升高风险增加32%，舒张压升高风险增加55%。

3. 精神紧张

生活节奏加快、工作压力增加，使很多人长期处于紧张、焦虑的状态，体内内皮素、儿茶酚胺等收缩血管的物质释放增多，导致小动脉痉挛，从而导致高血压。

4. 吸烟

烟草烟雾中含有7 000多种化学物质，其中已知的致癌物质有69种。长期吸烟的人患高血压的风险增加25%，死亡风险增加3倍。

5. 缺乏运动

研究显示，缺乏体力活动、久坐不动，会使高血压风险增加38%，这也是导致心血管疾病的重要危险因素。

6. 高盐饮食

我国人均每天食盐摄入量为9克以上，远远大于WHO推荐的每人每天食盐摄入量（5克以下）。高钠摄入会增加心血管疾病患病风险和死亡发生率。

因此，对所有高血压患者，治疗的关键是改善不良生活习惯。无论您是哪一类型高血压，无论您的血压数值有多高，改善生活方式是降压的基石。改善方式包括控制体重、减少盐摄入量、规律运动、缓解精神压力、戒烟限酒等。生活方式改善了，可能您就不用服那么多降压药，甚至可以停药了。

❤️ 高血压有什么危害

　　一般来说，血压会随着年龄的增长而逐年升高，有可能每年升高1～2mmHg，患者已经逐渐适应，所以大部分高血压患者是没有任何症状的。但是没有症状不代表没有损害，一般来说，患高血压后10～20年，其危害就会逐渐显现，所以高血压也被称为"无声的杀手"。

心脏损害

　　长期患高血压可导致心肌细胞肥大和心肌纤维化，引起左心室肥厚和扩张，引发"高血压性心脏病"。左心室肥厚会使冠状动脉供血下降，特别是在运动过程中。另外，高血压可导致冠状动脉狭窄、斑块破裂，引发心肌梗死。如果是早期的心脏损害，我们在心脏超声中常常会发现左心室肥厚、左心房扩大，进一步发展就会出现心功能减退、心脏射血分数减低、心律失常等症状。

主动脉夹层

主动脉是人体最大的动脉，严重高血压会导致主动脉内膜撕裂，形成主动脉夹层，这是非常凶险的疾病，死亡率极高。

脑卒中（又称"中风"）

长期患高血压会使脑血管发生缺血、硬化，形成微动脉瘤，一旦破裂可发生脑出血。高血压也会促使大脑动脉发生粥样硬化、粥样斑块破裂、突发性脑血栓形成，导致脑梗死。

肾损害

长期患高血压会使肾小动脉粥样硬化、肾小球坏死，导致肾衰竭，特别是合并糖尿病的患者，发病风险更高。如果血压迅速增高，会使患者在短时间内出现肾衰竭，甚至导致死亡。

眼底损害

长期患高血压会使视网膜小动脉狭窄、硬化、痉挛、出血等，甚至会引发失明。

性功能障碍

高血压也是导致男性勃起功能障碍的常见因素之一。

💜 如何正确测量血压

《2019 中国家庭血压监测指南》建议

1. 血压计选择：推荐使用上臂式电子血压计，如果在寒冷地区，或者不便脱衣服时也可以使用腕式电子血压计。不推荐水银柱血压计、手指式电子血压计及气压表式血压计。

2. 测量血压前的准备：患者应排空膀胱尿液，在带有椅背的椅子上取坐位，测量前需休息5～10分钟。

3. 血压测量：患者应取坐位，靠椅背，将前臂放在桌子上，捆绑上臂的袖带的中点与心脏处在同一水平线上。第一次测量血压时应测量双侧上臂血压，以后测量较高一侧的上臂血压（一般右侧比左侧高10～20mmHg）。一般测量2～3次，每次间隔1分钟，而后取平均值。如果采取正确测量方式，不同日3次以上在诊室测量血压≥140/90mmHg，在家自测血压≥135/85mmHg即可诊断为高血压。

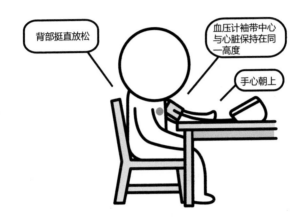

不正确测量血压会导致血压结果异常

1. 仰卧时，手臂位置会低于心脏水平线，测量的收缩压和舒张压要比坐着时测量的高。因此，如果采取仰卧位测量血压，手臂需要适当垫高。

2. 取坐位时，如果后背没有靠着椅背，收缩压和舒张压则会升高。

3. 测量血压时，如果跷二郎腿，会使收缩压和舒张压升高，因此，测量血压时双脚要平放。

4. 上臂低于心脏水平线、手臂下垂时，测量出的收缩压和舒张压会升高。因此，测量血压时手臂要自然放在桌上。

5. 测量血压时，不能将袖子直接卷上去，否则会压迫动脉；袖带不能捆绑在比较厚的衣服上，最好直接和上臂接触。

❤️ 发现血压增高怎么办

发现血压增高并不是服药就可以了，一定要做相关检查，如心脏超声、肾脏超声等，尽早发现高血压是否造成了器官损害并及时治疗。

首次发现血压增高一定要排查继发性高血压，也就是其他疾病引起高血压的可能。特别是年轻患者，可检查血常规、生化、双肾、肾动脉、肾上腺超声、血尿儿茶酚胺及其代谢产物、肾素活性、卧立位醛固酮等。如果患者合并有心血管疾病、肾病、糖尿病等，而且血压≥140/90mmHg，就应立即服药，目的是控制血压的同时，改善器官损害，如果能耐受，血压至少应降至130/80mmHg。

高血压分三个级别：140/90mmHg≤血压<160/100mmHg是一级高血压，160/100mmHg≤血压<180/110mmHg是二级

高血压，血压≥180/110mmHg是三级高血压。当血压超过二级时，也就是血压≥160/100mmHg，无论有无靶器官损害，均应立即启动药物治疗。

无器官损害的一级高血压可以先改善生活方式3个月，观察血压变化，再决定是否用药。二级以上高血压患者在改善生活方式的同时，应服用降压药。65岁以下的一般高血压患者，血压应控制在140/90mmHg以下，能耐受者和部分高危及以上的患者可进一步降至130/80mmHg以下；65～79岁的患者，应先降至150/90mmHg以下，如能耐受，可进一步降至140/90mmHg以下。80岁以上的患者应降至150/90mmHg以下。

血压增高具体有以下几种情况：

1. 仅低压（舒张压）高于正常值

这是指血压的舒张压≥90mmHg，而收缩压<140mmHg。仅舒张压增高的情况常见于中青年人。形成的原因一般与血管弹性、外周血管阻力及心率有关，低压高的患者一般血管弹性没有问题，常常与外周血管阻力增大、心率增快有关，

而上述症状的产生常常与不良的生活习惯，如肥胖、饮酒、吸烟、熬夜、精神压力大等密切相关。

所以，仅舒张压高的年轻人首先要改善生活方式，即控制饮食、生活规律，不熬夜、不饮酒、少吃肉、少吃盐、减轻体重，每周3～5次，每次进行半小时到1小时的有氧运动。

通过上述方法，大多数轻度的血压增高可以降至正常范围。如果患者舒张压仍然不能控制在90mmHg以下，可以服用普利类或沙坦类降压药进行治疗；如果患者伴有心率加快的症状，如休息时心率>80次/分的，可以服用洛尔类降压药。

2. 仅高压（收缩压）高于正常值

这是指血压的收缩压≥140mmHg，而舒张压<90mmHg。

这样的患者多为老年人，形成的原因多为动脉粥样硬化。治疗上应先注意改善生活方式，如限制盐的摄入量、多运动，此外，如果收缩压>160mmHg，应启动药物治疗。降压药应首选既能控制血压，又能抗动脉粥样硬化的药物，如地平类降压药。老年人患高血压常常需要2种以上的降压药联合治疗。

3. 高压、低压均高于正常值

这是指血压的收缩压≥140mmHg，同时舒张压≥90mmHg。

此类患者多为中青年人，肥胖者多见，但如果舒张压和收缩压都很高，如180/110mmHg以上，应怀疑患有继发性高血压，特别是很多肥胖患者夜间打呼噜，有睡眠呼吸暂停的症状，应积极治疗。在药物的选择方面，首选普利类、沙坦类药物，也可以选择地平类降压药，注意定期监测血压。

（提示：药物的选用与调整需在医生的指导下进行。）

♥ 如何选择降压药

临床上对高血压的治疗没那么简单，每种高血压药物都有其适应证和禁忌证①，在此列出几种仅供了解，患者切勿自行服用。

目前，常用的长效治疗高血压的药物大概分为五大类：

1. 钙离子通道阻滞剂，如非洛地平、硝苯地平缓释片及控释片、苯磺酸氨氯地平等地平类药物。因为其有抗动脉粥样硬化作用，一般为老年人首选。其不良反应为1周内常出现面部潮红、头痛、踝部水肿、牙龈增生。急性心力衰竭时慎用。

2. 血管紧张素转换酶抑制剂，如培哚普利、依那普利等普利类药物。该药能抑制心脏重构（心脏损害、心脏肥

① 禁忌证：指药物或手术等治疗手段或操作不适合特定人群、特定状况或某些疾病。——编者注

大），降低糖尿病或肾病患者的蛋白尿及微量白蛋白尿，具有保护心脏以及肾脏的作用，所以有心脏病、轻度肾功能损害的患者可以选用。常见不良反应为干咳，双侧肾动脉狭窄、妊娠、高血钾、重度肾功能不全患者禁用。

3. 血管紧张素 Ⅱ 受体阻滞剂，如缬沙坦、替米沙坦、厄贝沙坦等沙坦类药物。其与普利降压药作用机制相似，不良反应少，双侧肾动脉狭窄、妊娠、高血钾、重度肾功能不全患者禁用。

4. β受体阻滞剂，如美托洛尔、比索洛尔、阿罗洛尔等洛尔类药物。常用于交感神经兴奋性比较强、心率偏快的年轻高血压患者，或伴有冠心病、慢性心力衰竭的患者。运动员和从事重体力活动者，慢性阻塞性肺疾病、周围血管病患者或糖耐量异常者慎用。心率慢、哮喘患者禁用。

5. 利尿剂，如氢氯噻嗪、吲达帕胺等。此类药物尤其适用于老年高血压、单纯收缩期高血压或伴有心力衰竭者，以及食盐摄入量大的高血压患者。常见不良反应是离子紊乱，如低血钾，以及尿酸水平升高。因此长期应用者应定期监测血钾，痛风患者禁用。

❤ 降压药什么时间服用最好

很多患者经常问，降压药什么时间服用最好？实际上这个问题非常复杂，医学界一直没有定论。回答这个问题应该考虑2个因素：

1. 您服用的是何种降压药

按照作用时间来分，降压药分为短效降压药、中效降压药、长效降压药。

短效降压药：药效可持续5～6小时，每天需服用3次，如卡托普利、硝苯地平等。

中效降压药：药效可持续10～12小时，每天需服用2次，如硝苯地平缓释片、依那普利等。

长效降压药：药效可持续24小时以上，如氨氯地平、硝苯地平控释片等。

降压药的药效持续时间不同，决定了药物覆盖控制血压的时间不同。短效降压药虽然起效快，但作用维持时间短，服药后血压很快下降又迅速上升，造成血压波动大，容易对血管、心、脑、肾造成损伤，这也可能是患者血压控制不稳的因素之一。

有些医生会告诉患者应该早上服降压药，因为夜间血压偏低，晚上服用降压药会使夜间血压进一步降低，导致低血压、脑灌注不足，甚至出现脑梗死。事实是这样吗？

（1）目前尚无研究证实，睡前服用长效降压药会过度降低夜间血压，临床中不少高血压患者，特别是每日服用2～3种降压药的患者，经常有部分降压药需夜间服用，患者血压控制较好，且无其他不良反应。

（2）长效降压药，如氨氯地平，半衰期为33小时（33小时能代谢掉一半），也就是24小时内无论什么时候患者体内均有较高的血药浓度。而且无论是早上服用长效降压药，还是晚上服用，药物都会比较匀速地被释放入血，所以不存在晚上服用长效降压药，导致夜间释放入血的药物浓度过大，从而血压过低的现象。

（3）众多临床试验证实，患者晚上服用降压药更获益。西班牙学者刊登文章指出，人在睡眠时血压高出正常值才是真正的高血压，是心血管疾病风险的重要标志，因此该学者认为降低患者夜间高血压是治疗的重中之重。

《欧洲心脏杂志》在一项随机对照研究——Hygia时间治疗学研究中，对入选的约2万人进行了6年多的随访，试验结果告诉我们，与清醒时相比，高血压患者在睡前常规服用超过1种降压药，能够更好地控制血压，最重要的是，此举能显著降低心血管疾病风险，包括心血管疾病引起的死亡、心肌梗死、冠状动脉血运重建、心力衰竭、脑卒中等。

（4）晚上服药更能获益，不代表降压药都需晚上服用。需要提醒大家的是，服用长效降压药的患者，晚上服用更能获益，但并不是所有患者、所有降压药都需要晚上服用，服药应在医生的指导下，个体化应用。比如，一些晚上喝酒的人，就不宜在晚上服用降压药，因为会出现相互作用。另外，有的患者服用的不是长效降压药，可能是中长效降压药（药物持续时间为16小时左右），一天需服用2次；有的患者服用的则是短效降压药，一天需服用3次，这样的患者服药时间就不一定都是晚上了。

2. 了解您24小时内的血压波动情况

每个高血压患者的血压波动情况不一样，有的人早晨起床时血压最高，有的人傍晚时血压最高，这就需要您了解自己的血压波动情况，以便调整服药时间。

例如，您在清晨或夜里血压高，那您可以把服药时间调整到睡前。如果您的血压下午偏高、夜里偏低，那您可以早晨服用降压药，这样既可以让药物作用覆盖到下午血压高的时刻，又不至于夜里血压降得过低。

　　想要了解自己的血压情况，有2种方法：第一种是自行多次测量血压，这种方法比较麻烦，而且夜里睡眠时无法测量；第二种是到医院做24小时动态血压监测检查，这种方法可以很清楚地记录您24小时内的血压变动情况。

💜 服着降压药，血压为什么还是不稳定

在门诊看病时，周医生经常听到患者问："大夫，虽然我服着降压药，但我的血压一点也不稳，忽高忽低的，这可怎么办？"

患者所说的"血压不稳"，在临床上称作"血压异常波动"，主要是指高血压患者的血压在24小时内收缩压上升超过30mmHg，或下降超过20mmHg；舒张压上升15mmHg左右或下降10mmHg左右；或血压超出我们期望的目标值。

血压不稳的常见原因

1. 服药不规律：很多患者不坚持每天服用降压药，而是想起来才服用；或者服药后血压恢复正常，就自行停药；或者服用一段时间降压药后，担心有不良反应，自行减量或改服其他药物。

2. 血压测量不标准：很多患者测量血压前未充分休息，或测量血压时操作不规范。

3. 情绪紧张：很多高血压患者伴有焦虑或抑郁状态，每当测量血压时都非常担心、焦虑，导致血压异常增高。

4. 伴有其他未控制的疾病：如感染、糖尿病、慢性疼痛等。

如何正确地控制高血压，防止血压不稳

1. 高血压患者应进行24小时动态血压监测检查

每个人的血压时刻在变动，正常情况下，血压在每天的6～10点、16～20点出现2个高峰，其余时间血压偏低。部分高血压患者失去了这种规律，所以高血压患者必须先通过24小时动态血压监测检查，了解自己的血压到底什么时候最高，什么时候偏低。平时测量血压时，可以选择2个血压最高的时间点和2个血压最低的时间点进行测量，这样就可以明确降压药能把血压控制在什么程度，不至于把血压降得过低。

2. 正确对比血压值

观察降压药对血压的治疗效果时需要注意，不要对比服药前和服药后的血压。比如，很多患者服药前的血压为

160/100mmHg，服药后的血压为140/80mmHg，因此患者认为降压药有效，血压控制效果好。实则不然。血压时刻在变动，半小时前的血压和半小时后的血压本身就是不一样的，不能明确是降压药起了作用。正确做法是，不同日的同一时间测量血压并做对比。比如，今日8时的血压与明日8时的血压对比，看降压药是否有效。

3. 正确测量血压

测量血压时应先休息5～10分钟，一般选择右侧上臂测量血压，血压计袖带中点应与心脏在同一水平线，测量2～3次取平均值，测量血压时切忌环境嘈杂、情绪激动等。

4. 规律调整降压药

治疗高血压是一个慢功夫的细致活，医生需要根据患者每天血压波动的情况做细致调整，一般4～6周调整血压至稳定后，患者按照一定剂量服用降压药即可。如果患者频繁更换主治医生，医生可能会因为不了解患者血压调整到了什么阶段而做重复工作。另外，如果医生已经给出了明确的治疗方案，且患者血压已调整至稳定，那么患者千万不要私自换药、停药，也不用担心血压正常后再服用降压药会使血压偏低。因为患者每天服药是为了补充昨天代谢掉的药物，所以不会造成降压药蓄积，更不会引起低血压。

5. 积极改善不良生活方式

改善生活方式是降血压的根本，无论是什么级别的高血压，患者都一定要控制饮食，并适度运动。合并有其他疾病的患者，则需积极控制原发病。

6. 调整不良情绪

长期精神紧张、焦虑的患者应到心理门诊做评估，往往在去除掉心理负担之后，患者的血压自然就平稳了。需要提醒大家的是，如果某一天情绪突然波动导致血压增高，大家一定先别急着服用降压药，需要做的是立刻平躺休息、调整情绪，过一会儿血压自然会降至正常范围。如果贸然服用降压药，很可能在患者的情绪因素解除时，降压药在体内的浓度达到了高峰，此时会引起血压突然降低，导致不必要的损害。

通过上述方法，大部分血压不稳的患者能稳定控制，如果血压波动剧烈、异常，可能存在继发性高血压，建议患者到医院找专业医生进行治疗。

❤ 血压降到正常值了，
降压药能不能停

在门诊时，很多高血压患者经常问："我的血压已经降到110/70mmHg了，降压药能不能停？"这是一个非常普遍的问题，周医生在此给大家解答一下：高血压患者在以下4种情况下，对降压药可以减量或停药。

1. 继发性高血压

如果您的高血压为继发性的，也就是继发于某种疾病，如肾脏疾病（如急性肾小球肾炎、肾动脉狭窄），或是内分泌疾病（如嗜铬细胞瘤、原发性醛固酮增多症、甲状腺功能亢进症），或是颅脑疾病（如脑肿瘤、脑外伤），抑或是睡眠呼吸暂停综合征等疾病，当原发疾病治愈后，往往血压会逐渐降低，此时可以停药。

2. 高血压为不良生活习惯所致

据统计，我国高血压患者中，70%～80%的高血压是不良生活习惯所致，如果患者能坚持改善不良生活习惯，血压一般会逐渐降低，降压药则可以逐渐减量或停用。

3. 季节性高血压

有一部分高血压患者，冬天血压偏高、夏天血压正常或偏低，这主要是由于温度变化，导致血管收缩或舒张，从而引起血压上升或降低，这部分患者可以在夏天把降压药减量甚至停药。

4. 出现低血压症状

有一部分高血压患者在服药的过程中出现了血压下降，如降至110/70mmHg，并且出现了头晕、胸闷等与血压降低相关的低血压症状，此时可以将降压药减量或停用。

（提示：调整降压药需在医生的指导下进行，切忌自行调整。）

💜 长期服用降压药有什么不良反应

降压药常见的不良反应

1. 干咳、无痰、无发热： 这种不良反应常见于服用普利类降压药后，如卡托普利、培哚普利等。出现干咳症状，是普利类降压药升高体内缓激肽所致。缓激肽虽然会导致干咳，但其还可发挥舒张血管、抑制血小板聚集等多种功能，患者如果耐受，可以继续服用；如果无法耐受，可以在医生的指导下调整。

2. 踝部水肿： 一般是对称性水肿，常见于服用地平类降压药后，如硝苯地平、非洛地平等。

3. 面部潮红、头痛、牙龈增生： 常见于服用地平类降压药后。面部潮红、头痛常常出现在服药后的第1周，大多数患者可以耐受，1周后症状逐渐减轻或消失。牙龈增生比较少见，临床可见患者牙龈肿大、易出血。

4. 低血钾、低血钠：常见于服用利尿剂类降压药后，如氢氯噻嗪。血钾轻度降低时一般没有症状，只有通过化验检查血离子才能发现；血钾重度下降可出现乏力、食欲减退、双下肢无力等症状，严重时会导致恶性心律失常。

5. 高血钾：常见于高血压合并肾功能不全的患者服用沙坦类及普利类降压药后，如缬沙坦、氯沙坦等。患者会出现心率减慢、乏力，严重时也会导致恶性心律失常。

6. 心率减慢：常见于服用洛尔类降压药（β受体阻滞剂）后，如美托洛尔、比索洛尔。哮喘患者不建议服用。

7. 男性乳腺增生：表现为乳腺胀痛、肿胀、增大，常见于服用醛固酮受体拮抗剂后，如螺内酯。

8. 鼻充血、抑郁：常见于服用中枢降压药后，如利血平。

服用降压药出现不良反应该如何应对

长期服用降压药出现不良反应的概率比较低，不良反应的损害较高血压本身的危害小得多，所以大家不要因为害怕不良反应而拒绝服用降压药。

一般来说，不良反应常常发生在服药初的2周内，大多数人可以逐渐适应，如果在服药初的几个月没有出现不良反应，一般日后也不会出现上述不良反应，所以服用降压药后，患者不要随意更换。

如果出现干咳，不严重的患者可先适应1周，如果不能耐受，可将普利类降压药更换为沙坦类降压药。

如果出现踝部水肿，患者可以根据血压情况加服普利类降压药对抗不良反应，一般会取得较好效果。

如果出现面部潮红、头痛，可先观察1周，一般可自然缓解。

如果出现牙龈增生，可先加强口腔清洁，如不能缓解，可在医生的指导下，更换其他种类降压药。

如果出现心率减慢，可以将β受体阻滞剂减量，一般休息时心率不低于55次/分为宜。

如果出现低血钾、低血钠、高血钾等离子紊乱等情况，注意监测肾功能、血离子，适当补充或减少药物摄入。

引起男性乳腺增生、鼻充血、抑郁等不良反应的降压药，很多不是一线降压药，建议大家服用药物以一线降压药为主，避免不必要的不良反应发生。

总之，服用降压药出现不良反应时不要惊慌，可及时就诊，让医生来帮助您调整药物类型或剂量，不可自行调整或停药。

❤️ 服用降压药时，千万别吃这种水果

　　有一次，门诊来了一个长期高血压的患者，长期服用硝苯地平控释片，当时患者自诉头晕、恶心，伴有出汗，测量血压86/46mmHg。家属及患者都不理解，患者平时血压偏高，服着降压药血压都在150/90mmHg。医生详细询问病史后，发现患者在就诊前2小时吃了一种水果——西柚。为什么吃西柚会迅速降低血压，难道西柚有降血压的功效？

　　西柚只是一种水果，没有降血压的作用，但是西柚里含有大量的呋喃香豆素，这种物质可以抑制人体内代谢药物的酶——细胞色素P450 3A4代谢酶（即CYP3A4），临床上许多药物的代谢都需要该酶的参与，该酶受到抑制后，药物代谢减慢，降压药效果被放大，导致患者血压迅速降低，器官灌注不足，从而诱发心肌梗死、脑梗死甚至猝死。

　　另有研究发现：西柚对药物的影响，在4小时之内的作用最强；如果间隔10小时，作用会减为50%；间隔在24小

时以上，作用只剩下25%；完全代谢需要3天。

西柚不能和药物同时服用，那柚子可不可以

实际上，西柚和柚子是2种不同的水果，虽同属于芸香科，但二者的果实、形状、营养均不同。西柚是一种杂交品种。柚子原产于东南亚，后传到中国。

营养成分区别：

1. 西柚的叶酸含量高，而柚子的叶酸含量低。

2. 西柚含有西柚甙，而柚子不含。

3. 西柚含有的许多维生素及微量元素，如维生素C、钾等，都比柚子高。

4. 西柚含有大量呋喃香豆素，而柚子中的呋喃香豆素含量较低。

总之，西柚的呋喃香豆素含量较高，应避免与一些药物，如降压药、降脂药同时服用。而柚子的呋喃香豆素含量较低，只要不大量食用一般不会产生太大影响。但周医生提醒大家，千万不要和西柚及柚子较劲，服用降压药及一些心血管药物时，不要食用上述水果。

❤❤ 高血压患者运动有讲究

高血压患者老张，在本地某三甲医院被诊断为高血压三级，医生告诉老张要按时服药，日常生活中要饮食清淡，保持心情舒畅，在控制血压的情况下适当运动。

医生嘱咐的大部分内容老张可以理解，但是适当运动是怎么个运动法？怎么算适当？老张问了问有高血压的朋友，有的说可以跑步，还能降血压；有的说别运动了，越运动血压越高。老张尝试慢跑了2天，可是运动后感觉头晕、乏力。

老张开始犯愁了，有高血压到底能不能运动，还是必须躺着，啥也别干？

1. 高血压患者能不能运动

能，而且应该运动。研究显示，坚持规律的户外运动，可以使高血压患者的血压下降5～10mmHg，还可以使患心血管疾病的风险下降20%～30%，但应注意量力而行，循序渐进，前提是血压控制良好。

正常情况下，运动过程中血压会随着运动强度的加强和时间的加长逐渐升高，随着运动过程中出汗，血压也会有下降的情况，这也算正常。

如果运动过程中血压异常变化，如异常升高（收缩压＞220mmHg或者舒张压＞110mmHg）或异常降低（收缩压下降20mmHg或者低于运动之前），这种情况要警惕。

所以，有高血压、心脏病的患者，建议到医院的心脏康复中心做平板运动试验或者心肺运动试验来评估自己的运动最大安全量，由心脏医生或心脏康复师来制定最大安全运动量。

2. 高血压患者怎么运动

血压需控制稳定：

高血压患者如果需要药物治疗，一般可在服用降压药4～6周，血压逐渐趋于稳定时（一般血压应控制在150/90mmHg以下），逐步增加运动量。

运动形式：

可根据自己的兴趣选择有氧运动，如快步走、慢跑、游泳、打太极拳等。

运动强度：

可以根据心率来判定。运动时最快心率=170－年龄

（正在服用控制心率药物的患者除外），如60岁的人，运动时心率≤110次/分；30岁的人，运动时心率≤140次/分；有基础心脏病的患者需做心肺运动试验评估后选择运动形式。

运动时间：

每天运动30~60分钟即可，可以累积。先进行5~10分钟的热身运动，接着进行15~20分钟的有氧运动，最后再进行5分钟放松。

3. 运动过程中应注意什么

没有运动习惯的人、血压没有控制好的人，不要盲目运动，需遵医嘱。

运动过程中最好有亲友陪同，结伴而行，大家互相监督。

运动不要过量，刚开始运动的朋友常常由于激情，较容易造成运动过度。

避免6~10点运动。

夏季运动注意补充水分。

运动前后注意监测血压。

有心血管疾病的患者，需评估后，制订运动方案。

❤️ 打呼噜可能引发高血压

很多朋友认为，睡觉打呼噜（打鼾）的人是睡眠质量好，睡得香。其实打呼噜可不是个好兆头，有些人打呼噜是睡眠呼吸暂停综合征的外在表现，严重威胁健康。所以，睡觉大声打呼噜，一定要引起重视，这可不是一个小问题。

如果打呼噜的患者在连续7小时的睡眠中，发生30次以上的呼吸暂停，每次呼吸中止10秒及以上，或平均每小时睡眠呼吸暂停低通气次数（呼吸紊乱指数）>5次，称为睡眠呼吸暂停综合征。而睡眠呼吸暂停综合征可能引发高血压、脑卒中、肾病、心力衰竭、代谢紊乱等严重危害，因此大家一定要重视，要到正规医院进行治疗。

睡眠呼吸暂停综合征患者的特点

1. 白天疲劳、困倦、没精神，有的患者晨起会头痛、迟钝、易发怒。

2. 心脏病发病率远高于正常人。睡眠呼吸暂停综合征的患者会长期缺氧从而导致血管内皮损害、炎症反应等，最终造成一系列心血管疾病，包括高血压、心肌梗死、心力衰竭、心律失常、血栓形成、脑卒中等。

3. 睡眠呼吸暂停综合征也会导致代谢紊乱。长期的缺氧、炎症，可引起胰岛素抵抗[①]，最终导致糖尿病、高血脂、肥胖等。反过来，肥胖、代谢紊乱会进一步加重睡眠呼吸暂停，形成恶性循环。

如何应对打呼噜

1. 将睡觉姿势改为侧卧位，会减轻气道受阻引起的打呼噜。

2. 改善不良生活习惯。白天劳逸结合，避免过度劳累；戒烟戒酒，晚餐不宜过饱；不熬夜，睡前不喝浓茶、咖啡。

3. 严重打呼噜时可以在夜间佩戴无创呼吸机持续正压通气治疗。

4. 利用外科手术缓解气道受阻，但是部分患者手术后仍需要呼吸机治疗。

[①] 胰岛素抵抗：指各种原因使胰岛素促进葡萄糖摄取和利用的效率下降，机体代偿性地分泌过多胰岛素产生高胰岛素症，以维持血糖的稳定。是导致2型糖尿病和代谢综合征的重要原因之一。——编者注

♥ 明明是高血压，为什么医生说我头晕是低血压引起的

　　周医生收治过一位80岁的大娘，她患有高血压，也很听医生的话，坚持服用降压药，血压控制得也比较理想。

　　但后来，她出现了早上一起床就眼前发黑或者站久了头晕的情况，而且发生得越来越频繁，有一天早上还突然眼前一黑绊了一跤，于是大娘赶紧到周医生这儿住院治疗。

　　大娘问："周医生，我头晕是不是因为高血压加重了？"给大娘做了动态血压监测等一系列检查后，明确了患者头晕的原因并非高血压，而是低血压。

　　"啥？低血压？！我明明血压那么高，咋会得低血压呢？那我的降压药还要服用吗？"

　　其实，这种情况在高血压患者身上并不罕见，尤其是在老年人群体中很常见。当患者遇到这种情况时应该怎么办呢？

第一种情况：直立位低血压

直立位低血压，是指从卧位变为直立位（或头部倾斜60°以上）的3分钟内，收缩压较平卧位血压值下降≥20mmHg或舒张压下降≥10mmHg，导致的脑缺血症状。

也就是很多人突然站起来出现的头晕，基本上都是由直立位低血压引起的。

虽然直立位低血压在大多数年龄段都会出现，但在老年人群体中出现的概率最大，直立位低血压在65岁及以上人群中的发生率可达20%～50%；在我国80岁及以上高龄人群中的发生率为27.2%，合并高血压者发生比例更高。

为什么会发生直立位低血压

1. 正常人从卧位到直立位时，约有700mL液体从内脏转移至下肢，回到心脏里的血量明显减少，这会激活人体内2种感受装置，即颈动脉窦和主动脉弓压力感受器，交感神经张力增加，从而增加心排血量和外周血管阻力，维持血压。

但是老年患者的这2种感受装置敏感性下降，心率不能及时反应增加，血管不能及时收缩维持血压。

2. 老年患者更易发生脱水现象。老年人对口渴的反应能力下降，血容量相对不足，也使得老年患者发生直立位低血压的风险有所上升。

3. 老年人肾素－血管紧张素－醛固酮水平下降，通过神经体液调节有效血容量的能力下降。

4. 动脉粥样硬化程度增加了老年患者直立位低血压的风险。随着年龄的增长，老年人动脉粥样硬化程度加重，心脏顺应性降低，舒张期充盈受损，直立时静脉回心血量减少，心输出量减低，同时老年人压力调节反射不敏感，从而发生直立位低血压。

直立位低血压的症状及危害

常见症状包括头晕目眩、虚弱、晕厥、心绞痛及短暂性脑缺血发作；直立位低血压的最大问题是会增加心血管疾病死亡、冠心病、心力衰竭和脑卒中的风险，尤其是对老年人来说，会增加发生反复跌倒及衰弱的风险，严重影响生活质量。

如何预防直立位低血压

1. 患者在站立时动作要缓慢，站立前先做轻微的四肢活动；睡醒后几分钟再坐起，随后在床边坐1～3分钟，逐渐过渡到站立位，这样有助于促进静脉血向心脏回流，减少直立位低血压的发生概率。

2. 患者应该尽可能减少卧床时间。

3. 避免洗澡水过热或洗澡时间过长。

4. 直立位低血压引起症状时，患者应蹲下、坐下或躺下，有助于维持血压及脑灌注。

5. 原发性高血压合并直立位低血压的患者不能单纯追求血压的下降，保持血压稳定更重要。

非药物治疗：

尽管有一些小规模的临床研究，但非药物治疗的安全性和有效性仍不确定。主要方法包括物理方式和膳食措施。患者应坚持适当的体育锻炼，如游泳、跳健美操、步行等，增强体质，但应注意不要过度劳累和长时间站立。睡眠时采用头部抬高的卧姿也可具有短期疗效。对脊髓损伤或自主神经衰竭所致的严重性直立位低血压，站立之前使用腹带或弹力绷带对腹部或下肢短时加压30～60mmHg、身体反动作（增加上、下肢肌肉的紧张度）或下肢肌肉组织的功能性电刺激可能有一定的治疗效果。

高血压患者出现直立位低血压时，降压药怎么服用

高血压合并直立位低血压对患者的危害更大，一方面高血压会损害靶器官；另一方面血压过低导致器官灌注不足，高血压和低血压共存造成治疗矛盾。对此类患者，在直立位低血压上的治疗目标是尽可能缓解症状，纠正病因，恢复自主神经功能，减少并发症。

给高血压合并直立位低血压患者的建议

1. 降压药应从小剂量开始服用，每过1～2周开始增加剂量，同时严密监测直立位血压；

2. 可以将降压药减量；

3. 可优先选择能够有效调节血压及增加心脑灌注的普利类或沙坦类药物；

4. 慎用易导致直立位低血压的降压药，如α受体阻滞剂、肼屈嗪、利血平和β受体阻滞剂、吲达帕胺等利尿剂。

注意：患者若高血压合并直立位低血压，降压药调整应遵从医嘱，切忌自行调整或停药。

第二种情况:餐后低血压

通常定义为餐后2小时内患者收缩压较餐前下降幅度≥20mmHg;或餐前收缩压≥100mmHg,而餐后<90mmHg;或出现餐后心脑缺血症状(心绞痛、头晕、晕厥等)。餐后低血压在我国人群中的发生率为59.3%,在住院老年患者中的发生率为61.6%～74.1%。餐后低血压的发生率远高于直立位低血压的发生率,并随年龄增长而上升,在高血压患者中更为多见。三餐中以早餐后低血压发生率最高,早餐或午餐后的血压下降幅度明显大于晚餐后。餐后收缩压一般下降20～40mmHg,严重者可达90mmHg。此外,餐前血压越高的患者,餐后低血压的发生率越高,血压下降幅度也越大。

餐后低血压有什么表现

餐后低血压的症状多发生于餐后30～60分钟,常见症状为困倦、乏力、头晕、黑蒙、晕厥等,部分严重者可出现跌倒、言语障碍、视力障碍、短暂脑缺血发作,甚至诱发心绞痛。

为什么会发生餐后低血压

1. 进餐后，人体的消化系统会从身体调配更多的血液，以更有效地消化、分解食物，吸收营养物质。因此人体内脏血流量明显增加，外周血管的血流量相对减少，引起回心血量减少。健康人通过压力反射以及神经体液因素等机制维持餐后血压正常，但若一个或多个机制出现障碍就可能导致代偿不足，出现餐后低血压。

2. 老年人更容易出现餐后低血压的原因是外周感受器敏感性下降、餐后交感神经活性降低等。

3. 在饮食搭配方面，蛋白质、脂肪及糖类摄入都可能导致餐后低血压，但其中以糖类的胃排空速度最快。研究显示，摄入富含糖类的食物后，餐后血压降幅最大，其中淀粉与葡萄糖是导致餐后低血压的主要因素。

怎样预防餐后低血压

1. 首先，大家应该了解餐后低血压的危害，尤其是在进食后30～60分钟，餐后低血压发作可能导致晕厥与跌倒。

2. 停用不必要的、可能导致低血压的药物，如果患者是高血压，需要服用降压药治疗，则尽量不用利尿剂。另外，可将降压药调整到餐间服用，并监测进餐前后血压。

3. 调整生活方式，吃饭前适当饮水（300~500mL）；适当减少食物中糖类的占比，尤其要避免高糖饮食，可少量多餐，减少因血糖骤升刺激的胰岛素分泌导致的血压下降。

4. 吃完饭，患者可适当进行低强度活动，如散步，提高心率以增加心脏排血量，但应监测运动后血压。

典型病例

病 例 ❶

6 个错误做法，把本应正常生活的高血压患者推进了深渊

老王，63 岁，半年前的一天夜里突发呼吸困难、不能平卧，到我院就诊，诊断为急性心力衰竭。经过积极抢救，患者症状缓解，但由于发生了心力衰竭，患者不能从事劳动强度较大的体力活动，生活质量较差。

在人均寿命不断延长的今天，63 岁可能算是中老年。刚刚退休不久的年龄，本应该到处走走看看，但对老王来说目前失去了这个机会，是什么原因导致的呢？

6 年前，老王第一次发现自己患有高血压。当时老王自觉头痛，到社区诊所测量血压为 160/95mmHg，服用了一片降压药（具体不详）后好转，之后一段时间内由于没有症状，所以老王没有在意。

5 年前，老王再次出现头痛，测量血压为 175/85mmHg，

到医院就诊，诊断为高血压，医生建议老王定期服药。老王这回也重视了，开始服药。偶然间，老王发现一个朋友也是高血压，服用的是一种叫"替米沙坦"的降压药，效果不错，所以老王换用了该药，一直服用至今。

5年来，老王偶尔测量血压，如果出现头痛、头晕，血压高于150/90mmHg时，就自己在家服用一次替米沙坦。

3年前，老王体检时做心脏彩超，提示室间隔略肥厚，其余未见异常，到某医院就诊，医生建议患者年龄超过60岁了，血压标准可以放宽，高压只要不超过150mmHg就可以，定期体检。之后老王因为没有什么症状，平时每天测一次血压，均在140/80mmHg～145/80mmHg，所以老王一直按原剂量坚持服药，直到心力衰竭发作。

很明显，老王经历了典型的高血压并发症的发展过程（高血压→高血压性心脏病→心力衰竭），直到老王出院，他仍然不理解，服用了降压药，血压控制也算理想，为什么还会出现并发症呢？

实际上，老王发展成心力衰竭并非偶然，在其6年的高血压治疗过程中，存在6个错误做法，才导致了现在的结局。

错误一：没有症状不治疗

高血压是慢性损害疾病，被称为"无声的杀手"，早期为一般症状，少数患者可能出现头痛、眩晕、气急、心悸、耳鸣等典型症状，可能并不严重。很多患者患高血压多年，出现了心、脑、肾等的并发症后才发现。所以，发现高血压一定要及早治疗，把高血压造成的危害降到最低。

老王在6年前就发现自己患有高血压，但因症状不明显，故拖延了1年时间，症状明显了才开始治疗，这种做法是错误的。

错误二：血压一降下来就停药

很多患者服药后血压控制得不错，认为高血压已经治愈了，或者担心再服用下去血压会低，就把降压药停了。这都是错误的做法。

高血压不会被治愈，血压正常只是降压药起了作用。中断降压药，心血管并发症发作概率会翻倍增高，而且降压药服用一段时间血压就达到稳定状态了，每天服药是为了补充前一天代谢掉的那部分药物，不会导致血压更低。

老王在6年前检查出高血压，服用一次降压药，血压降到正常水平、没有症状后就停了药，这也是后期出现室间隔肥厚的重要原因。

错误三："药"，别人服用的更好

有一种心态叫别人家的"最好"，很多人感觉亲属、朋友服用的降压药效果不错，自己也买来服用，这样的做法是非常不科学的。

降压药没有好坏之分，只有适不适合。每种降压药都有自己的适应证及禁忌证，应由医生根据患者的个人情况来选择适合的降压药。

老王听朋友说替米沙坦好，就自己买来服用，他不知道替米沙坦对严重肾功能不全、双侧肾动脉狭窄等情况的患者是禁忌的，所以降压药一旦选错，不但降压效果不好，还会出现更多并发症。

错误四：降压不达标

高血压患者，不但应积极控制血压（包括改善生活方式、使用药物治疗），而且应治疗达标，如不能达标，高血压损害仍在继续。我们所说的达标是指血压值降低达到的标准。

2020年2月26日，JAMA心脏病学子刊发表高血压研究领域的里程碑式研究——SPRINT（收缩压干预研究）。研究结果表明，没有糖尿病和心血管疾病高风险的中老年人群中，收缩压降至120mmHg者，全因死亡风险降低了27%，强化降压可将寿命延长6个月至3年。

虽然随着年龄的增长，降压受益会减少，但即便是从80岁开始降压，强化降压组患者的生存期也明显延长。

老王采用的降压标准仍然是过去的"60岁以上收缩压需控制在150mmHg以下"的标准。目前认为，如果能够耐受，收缩压应降至120mmHg，至少不能超过130mmHg，这样才能防止并发症的发生。

错误五：除了服药，不做任何检查

一旦发现血压增高，很可能已经患病很长时间了，已经有一些重要脏器发生了变化，所以发现高血压后应马上去做检查，及早地发现高血压是否对体内重要器官产生了损害，并根据检查结果选择合适的降压药，特别是选择针对靶器官有保护作用的降压药，积极控制血压、控制并发症。

但老王发现自己患有高血压后，没有做相关检查，未在早期发现器官损害，也没有及时地给予纠正，这就为日后的疾病发展埋下了祸根。

错误六：血压测量不正确

每个人的血压时刻在变动，即便是收缩压 180mmHg 以上的三级高血压患者，一天中也可能出现收缩压 130mmHg 的时候，所以偶尔测一次血压并不能发现血压增高，可能会耽误治疗。

目前要求高血压患者应在早上服药前和晚餐前至少测量 2 次血压，间隔 1 分钟，然后取平均数。如果更换降压药，应在药物变动 2 周后获取 1 周的血压值，并交给医生评判。

老王偶尔测量血压，自觉血压已经控制在正常范围，实则未必。这种错误观念，最终导致悲剧发生。

病 例

房颤元凶，竟然是高血压

周医生收治过一名 81 岁的女性患者，主要是因为心慌入院，心电图显示房颤。为了寻找突发房颤的原因，周医生详细询问了患者的病史。

周医生问这位大娘："您有高血压吗？"大娘说："没有，

平时血压高了的话就会感觉头晕、头痛，所以一有症状就知道自己血压高了，没有症状的时候血压不高。"周医生问："大娘，您平时测量血压吗？"大娘说："平时不测量血压，没有症状肯定没有高血压，我自己的身体我了解。"

入院后我们反复给该患者测量血压，均超过170/100mmHg，但是大娘没有症状。最终该患者被确诊为房颤，原因是血压增高导致心脏负担加重。

我国致死率最高的疾病是脑卒中，而脑卒中最重要的原因是高血压，但是很遗憾，高血压的知晓率、治疗率、控制率都很低，主要原因是大家对高血压认识不足，不定期监测，没有症状不防治！

高血压是逐年形成的，一般不会有症状，当血压由于情绪激动、劳累等上升幅度增大，才会出现症状，所以不能仅凭是否有症状来判定是否患有高血压。而且当我们出现各种症状时，靶器官往往已经出现了不可逆的损害。

周医生再次提醒大家，超过40岁的人应每天测量血压，特别是有家族遗传史（父母在50岁之前出现高血压或心血管疾病）的，一定要特别注意自己的血压情况，不要等到并发症出现了再亡羊补牢。

高血脂篇

血脂异常是一个普遍现象，体检查过血脂的人，或多或少存在高血脂的情况。《中国心血管健康与疾病报告2021》显示，中国40岁及以上居民，43%患有血脂异常，而长期血脂异常是导致心血管疾病、肾病、脂肪肝、胰腺炎等疾病的常见原因。偏偏血脂增高时很多人没有任何症状，所以大家更容易忽略。

💜 关于血脂的常见问题

1. 什么是血脂

血脂是血清中的胆固醇（TC）、甘油三酯（TG）和类脂（如磷脂）的总称。血脂不溶于水，必须与载脂蛋白结合形成脂蛋白才能溶于血液，进而被运输至组织进

行代谢。脂蛋白分为乳糜微粒（CM）、极低密度脂蛋白
（VLDL）、中密度脂蛋白（IDL）、低密度脂蛋白（LDL）和
高密度脂蛋白（HDL），此外还有一种脂蛋白称为脂蛋白
（a）[LP（a）]。在临床上，最值得关注的是低密度脂蛋白
胆固醇（LDL-C），这项指标与心血管疾病的发生有着密
切关系。

2. 血脂高有什么危害

动脉粥样硬化斑块是导致冠心病、心肌梗死和脑梗死的
主要原因，而血脂增高，特别是低密度脂蛋白胆固醇增高，
是形成动脉粥样硬化的重要因素，其值越高，就越容易形成
斑块，越容易患心血管疾病。

3. 不吃肉，血脂就不会高了吧

血脂来源很多，大概有1/3为饮食摄入，2/3为肝脏以及
其他器官合成，如果脂类物质摄入减少，肝脏等器官会增加
合成。而血脂高的原因除了合成增加外，还与代谢减少有
关，很多长期吃素的老年人以及有些偏瘦的人也会出现血脂
增高的情况，就是代谢紊乱以及遗传因素所致。

4. 血脂高有症状吗

轻中度血脂增高一般不会有症状，重度血脂增高可能会

引起头晕、胸闷、乏力、易困,严重时可发生脑梗死、心肌梗死等严重疾病。

5. 吃鱼油能帮助改善血脂吗

在降血脂、改善心血管疾病患者预后方面,他汀类药物是目前疗效最为确切的药物,鱼油降血脂数据较少。2020年美国心脏协会科学年会上公布了2款鱼油的研究结果,认为鱼油制剂并不能减少近期老年心肌梗死幸存者的心脏不良事件。但2021年欧洲药品管理局人用医药产品委员会推荐批准高纯度鱼油制剂用于心血管高危患者,以降低心血管事件风险,目前也有更多的研究结果发现高纯度鱼油可以降低甘油三酯。

综上所述,周医生建议,如果要降血脂、稳定斑块,一定要服用他汀类药物,鱼油仅可作为辅助降低甘油三酯的选择。

6. 转氨酶增高是什么意思

目前的研究表明,应用他汀类药物治疗的患者中有大约3%出现了转氨酶轻微升高的情况,通常在治疗开始后的3个月内短暂地升高,随后逐渐恢复正常。他汀类药物引起转氨酶升高的机制目前仍不明确,可能是因为他汀类药物引起肝细胞膜结构改变，导致肝细胞内肝酶渗出、胆固醇水平下降继发的药物效应。对无症状的患者，若转氨酶轻度增高，则无须停药，但如果转氨酶升高至3倍以上或是出现胆红素水平升高，则肝损伤的可能性较高，可以在医生的指导下减量或停药。

7. 服用中药可以降血脂吗

中成药血脂康胶囊的主要成分为红曲，且含有洛伐他汀，有降低胆固醇的作用。除血脂康外，其他中成药的降脂作用尚无证据，因此目前国内外各大指南尚未推荐中药降血脂，中药暂时不能取代他汀类药物。

8. 什么时候应该服用他汀类药物

（1）确诊有冠心病、心肌梗死，或植入支架后；

（2）确诊有脑卒中，包括脑梗死等后；

（3）如果患者患有高血压，且伴有冠心病、脑梗死、颈动脉或下肢动脉狭窄>50%，或者高血压患者年龄>45岁/55岁（男/女），且低密度脂蛋白胆固醇>2.6mmol/L时；

（4）颈动脉存在斑块，且导致颈动脉明显狭窄（狭窄≥50%）时；

（5）年龄≥40岁的糖尿病患者，且低密度脂蛋白胆固醇>2.6mmol/L时；

（6）慢性肾病（Ⅲ期或Ⅳ期）且低密度脂蛋白胆固醇>2.6mmol/L时。

❤ 血脂检查到底查什么

很多朋友在检查血脂时会发现，有的医院查的是血脂五项，有的医院查的是血脂七项，查这些项目到底有什么意义？

实际上，血脂主要包括2种：甘油三酯和胆固醇。由于血脂不溶于水，不能在血液里运输，所以血脂常常与载脂蛋白结合，这种结合物可以在血液里正常运转。

载脂蛋白有B100、B48、A1、A2、E、Cs、（a）等多种类型，其中最主要的类型有2种，一种是载脂蛋白A1，另一种是载脂蛋白B100。这2种载脂蛋白干的事可不一样：载脂蛋白A1是"干好事的"，它与胆固醇结合后形成高密度脂蛋白，主要促进胆固醇从外周组织移去，把胆固醇运输到肝脏代谢掉；而载脂蛋白B100则是"干坏事的"，它与胆固醇结合后形成低密度脂蛋白，经过其受体介导被外周组织摄取和利用，过多容易导致胆固醇沉积到血管壁上，形成斑块。

　　脂蛋白在医院的检验科经过离心机高速离心，会产生不同质量的脂蛋白，如高密度脂蛋白、低密度脂蛋白、中密度脂蛋白、极低密度脂蛋白以及脂蛋白（a）。高密度脂蛋白胆固醇、低密度脂蛋白胆固醇就是指高密度脂蛋白、低密度脂蛋白里含有的胆固醇。

　　所以，医院血脂化验单中的血脂五项包含的是甘油三酯、总胆固醇、高密度脂蛋白胆固醇、低密度脂蛋白胆固醇、脂蛋白（a），而血脂七项就是在上述基础上再增加载脂蛋白A1和载脂蛋白B100。

　　下面具体来看看每项血脂检查的临床意义：

甘油三酯

　　临床意义：甘油三酯增高对血管的损害虽然不及胆固醇，但长期增高仍然能导致血管粥样硬化，重度增高会诱发急性胰腺炎。

　　诊断治疗：化验单上甘油三酯的参考值是0.4～1.8mmol/L，但是当甘油三酯>2.3mmol/L时才诊断为高甘油三酯血症，当甘油三酯轻度增高时，我们应注意饮食清淡、多运动、少吃油腻食物、少吃甜食、定期复查，如果仍然不能

降到正常范围，可以服用他汀类药物治疗。当甘油三酯＞
5.6mmol/L时，容易诱发急性胰腺炎，应立刻给予贝特类药
物治疗。

总胆固醇

临床意义：胆固醇是动脉血管健康的"杀手"，是导致
心血管疾病的重要原因之一。

诊断治疗：化验单上总胆固醇的参考值为2.4～5.7mmol/L。
如果看到胆固醇化验结果在"正常范围内"就以为自
己很健康，那就错了。如果是糖尿病患者的总胆固醇＞
3.1mmol/L，发生心脑梗死的风险就很高了（从专业角度
来讲，这类人群属于心血管事件的高危人群），就需要立
刻治疗。另外，没有任何疾病的健康人如果总胆固醇＞
7.2mmol/L，也应启动药物治疗。

低密度脂蛋白胆固醇

临床意义：在所有血脂指标中，低密度脂蛋白胆固醇最
重要，因为低密度脂蛋白胆固醇值越高，心肌梗死、脑梗死

的风险越高，而当低密度脂蛋白胆固醇显著降低时，发生心血管事件的概率就变小了。

诊断治疗：化验单中低密度脂蛋白胆固醇的正常范围是2.07～3.1mmol/L，这个参考范围可以说不但无用，反而有害，有些患者一看自己的化验结果在正常范围内，便自行停药或拒绝服药。实际上很多患者应立刻治疗。根据《中国成人血脂异常防治指南》，冠心病患者的低密度脂蛋白胆固醇>1.8mmol/L时就需要治疗；40岁以上的糖尿病患者的低密度脂蛋白胆固醇>2.6mmol/L时就需要治疗。2016年《欧洲血脂异常管理指南》提出，心血管疾病总风险极高的患者的低密度脂蛋白胆固醇水平应控制在1.8mmol/L以下；对再次发生动脉粥样硬化性心血管疾病的患者，建议将低密度脂蛋白胆固醇降低至1.0mmol/L以下。

脂蛋白（a）

临床意义：脂蛋白（a）是血脂的一种，当脂蛋白（a）>30mg/dL时，诊断为高脂蛋白（a）血症。2010年欧洲动脉粥样硬化学会（EAS）关于脂蛋白（a）的专家共识指出，脂蛋白（a）升高是明确的心血管疾病危险因素，理想的脂蛋白（a）水平应在50mg/dL以下。

诊断治疗：众多研究显示，脂蛋白（a）水平主要与遗传（基因）有关，不受生活习惯影响（如积极的体育锻炼或清淡饮食）。目前暂无被批准用于降低脂蛋白（a）浓度和动脉粥样硬化性疾病风险的药物治疗方案，所以大家不要相信一些宣称可以控制脂蛋白（a）的偏方。

高密度脂蛋白胆固醇

临床意义：一直以来，高密度脂蛋白胆固醇被认为是"好"胆固醇，可以将外周组织的胆固醇运到肝脏降解。除遗传外，肥胖、吸烟、缺乏运动、肝炎等因素也会对高密度脂蛋白胆固醇产生影响，有这些习惯或症状的人，高密度脂蛋白胆固醇常常较低。

诊断治疗：有氧运动、减重、戒烟限酒等都是增加高密度脂蛋白胆固醇的方法。

所以说，看病不能单看化验单上的正常参考值范围，一定要在医生的指导下用药，这样才能最大限度地减少心血管的损害。

💗 为什么血脂降到正常了 还要服用降脂药

很多患者就诊时经常问周医生："我血脂降到正常了还用服降脂药吗？"这一讲周医生就来给大家讲解这个问题。

血脂包括多个参数，如甘油三酯、总胆固醇、高密度脂蛋白胆固醇、低密度脂蛋白胆固醇等。动脉粥样硬化斑块是导致冠心病、心肌梗死和脑梗死的主要原因，而胆固醇是形成动脉粥样硬化的重要因素，也是它的原料。低密度脂蛋白胆固醇越高，就越容易形成斑块，进而越容易得心血管疾病。

如果是一个正常年轻人，不抽烟、不酗酒、体重正常，同时父母没有心血管疾病、高血压和糖尿病，那么这个人发生心血管疾病的风险就比较小，其低密度脂蛋白胆固醇只要不超过3.4mmol/L即可。

如果已经患有冠心病，或者是同时患有高血压与糖尿病的患者，其低密度脂蛋白胆固醇>1.8mmol/L时就应该治疗了。对已经确诊冠心病与脑梗死的患者，无论胆固醇化验结果如何，都应该服用他汀类降脂药，而且需要长期服用，目的是防止斑块进一步发展。

💜 甘油三酯增高太常见了，用不用治

甘油三酯是临床上血脂检查项目中的一项，很多年轻人检查血脂都会发现甘油三酯增高，这一讲周医生来给大家说一说甘油三酯增高该怎么办。

很多医院化验单上的甘油三酯正常值上限在1.7mmol/L左右，但临床上诊断高甘油三酯血症的标准是甘油三酯≥2.3mmol/L，1.7mmol/L≤甘油三酯<2.3mmol/L可以叫"甘油三酯偏高"，甘油三酯>5.6mmol/L叫"重度甘油三酯增高"。

甘油三酯增高的危害

虽然甘油三酯对心血管疾病影响不如胆固醇大，但是也会增加冠心病的风险。另外，甘油三酯重度增高主要会伤害胰腺，可以导致重度坏死性胰腺炎的发生，所以大家应该重视。

甘油三酯增高的原因

已经明确会导致甘油三酯增高的原因有酗酒、肥胖、糖尿病、药物影响、甲状腺功能降低等。甘油三酯受饮食影响较大，今天喝一顿酒，明天甘油三酯就会非常高，所以如果检查血脂，前一天晚上应该控制饮食。

高甘油三酯的治疗方式

甘油三酯偏高（1.7～2.3mmol/L）应先改善生活方式，戒烟限酒、控制体重、运动、低盐低脂饮食。

甘油三酯轻中度增高（2.3～5.6mmol/L），在改善生活方式的基础上可服用他汀类药物，虽然他汀类药物主要降胆固醇，但也可降甘油三酯，同时对心脏有保护作用。

甘油三酯重度增高（>5.6mmol/L）应该使用贝特类药物，尽快将甘油三酯降至安全水平。

需要注意的是，有时他汀类药物会联合贝特类药物应用，二者均不宜剂量过大，一般早上服贝特类药物，晚上服他汀类药物，错开血药浓度高峰，同时应定期检测肝功能及肌酸激酶。

　　《中国心血管健康与疾病报告2021》于2015—2017年在中国大陆31个省、自治区、直辖市对75 880名18岁以上成人的横断面调查显示，基于WHO诊断标准，中国成人糖尿病患病率为11.2%，糖尿病前期检出率为35.2%，估计目前中国大陆成人患糖尿病人数达1.298亿（其中男0.704亿，女0.594亿）。大庆糖尿病预防研究[①]发现，经过20年的长期随访，与对照组相比，生活方式干预使糖耐量异常患者的糖尿病发病年份平均推迟3.6年。新发糖尿病风险下降45%，心血管事件下降41%，全因死亡率下降29%。

　　所以，对糖尿病患者来说，生活方式干预尤为重要，如清淡饮食、多运动、减重、少熬夜、不吸烟酗酒等。很多人

[①]　大庆糖尿病预防研究是我国自1986年开始在黑龙江省大庆市进行的一项糖尿病预防研究。——编者注

觉得自己还年轻，或者觉得是生活和工作所迫，不予重视，最终酿成悲剧。

💜 关于血糖的常见问题

1. 为什么血糖会升高

血液中含有的葡萄糖称为血糖，血糖高的原因无非两点：一个是来源过多；另一个是代谢出了问题。

先说血糖来源：①饮食摄入；②空腹时肝糖原分解入血；③蛋白质、脂类等其他非糖物质转化成葡萄糖入血。

再说代谢问题，血糖一般有三个去处：①作为能量进入细胞内消耗掉；②转化为糖原储存在肝脏、肌肉里；③转变为脂肪、蛋白质，也称糖异生作用，也是吃糖发胖的原因。

所以，如果摄入过多，或者代谢不掉，血糖就会升高。

2. 胰岛素和血糖的关系

正常人的胰腺组织有一个细胞团叫作胰岛细胞，分为β细胞和α细胞等。血糖升高时，β细胞开始工作，分泌胰岛素降低血糖；血糖低时，α细胞开始工作，分泌胰高血糖素升高血糖。

所以，胰腺这2种细胞调节着血糖浓度。当胰岛素分泌不足，或者分泌的胰岛素质量不好（出现胰岛素抗体，或胰岛素受体抗体等），不能很好地促进血糖进入细胞消耗掉时，会引起血糖升高。

3. 糖尿病有哪些危害

糖尿病最主要的危害一个是血管病变，另一个是神经病变。

（1）血管病变。血糖长期控制不好，会引起血管广泛受累，如果损害的是大血管，会引起动脉系统、心脏血管系统粥样硬化狭窄，也会引起缺血或者出血性脑病、肾动脉粥样硬化狭窄，严重者会导致心肌梗死、脑梗死、肾衰竭。如果损害微血管，会引起视网膜、心肌、肾脏微循环障碍，从而导致视网膜病变、肾病等。

（2）神经病变。神经组织遍布全身，维持着各种生理功能，长期患糖尿病会引起神经病变，从而导致感觉异常，如对痛觉、温度不敏感，也会导致运动神经损伤，表现为肌肉萎缩、走路不稳等。

4. 糖尿病应该做哪些检查

（1）空腹血糖：是诊断糖尿病的重要指标，反映基础状态下胰岛功能，是指最后一次进食后8～10小时不再吃东西，没有热量摄入情况下的血糖值。一般在7～9点抽血为宜，正常值为3.9～6.1mmol/L。

（2）餐后2小时血糖：主要反映组织对胰岛素的敏感性、是否有胰岛素抵抗等，是指从吃第一口饭开始计时，整2小时后测量出的血糖值。正常值为4.4～7.8mmol/L。

（3）口服葡萄糖耐量试验：通过观察血糖、胰岛素水平的变化，来反映胰岛细胞分泌胰岛素能力以及是否有胰岛素抵抗。操作方法：测试前一天晚餐后不要吃东西，空腹8小时以上；测试当天一般是8点前，口服葡萄糖75g，在5分钟内喝完；在服用葡萄糖前以及服用半小时、1小时、2小时后采集静脉血，也可以同时检测胰岛素水平。正常值为空腹时3.9～6.1mmol/L，1小时后应<9mmol/L，2小时后应<7.8mmol/L。

（4）糖化血红蛋白：能够反映患者近2～3个月的血糖水平，能够比较全面地了解过去一段时间内的血糖情况。正常值为<6.5%。

（5）葡萄糖达标时间百分比（TIR），是指24小时内葡萄糖在目标范围的时间百分比，如TIR是60%，意思就是24小时内有60%的时间血糖在达标范围内。

（6）尿糖：不作为糖尿病的诊断标准，由于尿糖受很多因素影响，如肾功能不全的患者，肾小管葡萄糖重吸收能力减退，导致尿糖增加。

5. 我家里的血糖仪为什么不准

很多患者都疑惑，在家测血糖的结果和在医院测的不一样，是不是哪儿出了问题？

首先，血糖仪和化验室检测血糖采集的标本是不一样的。化验室采集静脉血，在家自测血糖采集的是指尖血，一般空腹状态下化验室静脉血糖要比指尖血糖高8%～9%，餐后血糖两者大体一致。所以，血糖仪测得的血糖不能作为诊断糖尿病的标准，但是自我监测不可缺少。

其次，要正确使用血糖仪。

第一步，要确保血糖仪型号和试剂条型号一致，不可使用种类不同的试剂条与血糖仪，同时要注意试剂条的保质期；

第二步，打开血糖仪，把试剂条按要求插进去；

第三步，建议用酒精消毒，而不用碘伏，且要在酒精挥发后开始测量；

第四步，采血时一定要稳、准，切忌用力挤压，最好弃掉第一滴血，防止组织液混入，导致血糖测量不准；

第五步，定期对血糖仪进行检查、清洁。

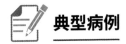 **典型病例**

病 例 一

总是心慌，病根却在"血糖"

张大娘患冠心病、糖尿病很多年了，一直坚持用药物治疗，病情很稳定。但最近1个月总是心慌，尤其是夜里睡得好好的，心脏总能把自己"慌醒"。张大娘觉得可能是"心力衰竭"了，就到附近医院检查，检查结果显示频发期前收缩（即早搏），于是医生给予张大娘控制期前收缩以及改善心脏供血的药物。可是1个月过去了，心慌症状发作得更频繁了。张大娘思想负担很重，认为病比较重，治不好了，多方求医。

周医生接诊了张大娘后，查体未发现异常，详细询问病史时发现，患者每日口服二甲双胍以及自行打胰岛素治疗糖尿病，每次夜里发病"慌醒"后，都有出汗，自己觉得吃点东西压一压就好了。

根据患者的特点，周医生让患者做动态心电图检查，并要求她再发病的时候自测血糖。第二天，患者再次来就诊，情况明确了，当天晚上又出现心慌，自测血糖3.1mmol/L。

很明显，患者发生了夜间低血糖。周医生请内分泌科专家会诊，调整了治疗方案，很快患者的期前收缩症状消失了。疾病诊治不难，但是有些问题值得我们思考一下，针对这个病例，周医生给患者，特别是糖尿病患者科普一下低血糖：

非糖尿病患者血糖<2.8mmol/L，接受糖尿病药物治疗的患者血糖<3.9mmol/L，称为低血糖。低血糖病因比较复杂，很多患者症状并不典型，可能表现为心慌、烦躁、乏力、头晕等，特别是老年糖尿病患者更容易发生低血糖反应，而且症状不典型，严重的可能出现昏迷，导致死亡。

引起低血糖的原因

不合理用药：过量使用降糖药物，注射胰岛素后不进食或进食少，不定时检测血糖，糖尿病症状减轻后不调整胰岛素剂量。

肾功能不全：肾功能不全的患者往往药物代谢较慢，降糖药物在体内蓄积，导致低血糖发生。

反跳性高血糖错误治疗：有些患者夜间低血糖难以发现，到早晨会反射性高血糖。患者会认为血糖没有控制好，有些人不就诊，自行增加降糖药物剂量。该患者就存在这种情况。

运动量增加：很多人认为运动量越大越健康，特别是患上心血管疾病、糖尿病都需要运动辅以治疗，因此盲目进行运动，运动后还没有相应增加糖类的补充，因此容易出现低血糖。

糖尿病患者如何预防低血糖

1. 口服药物以及胰岛素，应从小剂量开始，逐步增加，谨慎调整剂量，听从专业医生建议。

2. 应定时定量吃饭，如果进食减少，治疗糖尿病的药物应减少或者停药（有条件的患者应监测血糖变化）。

3. 糖尿病患者应随身备糖块，出现心慌、出汗、头晕等紧急情况可立即食用。

第二章
冠心病及其他心脏问题

冠心病的症状与诊断

　　《2019中国卫生健康统计年鉴》显示，2018年中国城市居民冠心病死亡率为120.18/10万，农村居民冠心病死亡率为128.24/10万。无论是城市还是农村，男性冠心病死亡率均高于女性。冠心病发病率、死亡率仍逐年呈上升趋势。近些年，由于农村经济逐渐发展，不良生活习惯逐渐增加，农村地区冠心病发病率、死亡率明显上升，在2016年已超过城市水平。

　　冠心病防治刻不容缓。

♥ 出现这5个身体特征
可能有心脏病风险

不知道大家有没有注意到，身体的一些特征变化常常是健康的"晴雨表"。及早地识别身体特征变化，有助于对自己健康的管理。如果您出现以下特征，请您注意，它们可能与心脏病有一定的相关性。

1. 打呼噜

很多人，尤其是偏胖的人在睡觉时常出现打呼噜的现象，打呼噜过程中还会出现时间过长的呼吸暂停，就是打着呼噜呼吸突然停了，甚至会憋醒。这样的人群虽然睡眠时间很长，但是白天仍然犯困、没有精神。

如果您有上述特征，建议您到医院详细检查一下，您可能患有睡眠呼吸暂停综合征，有这样特征的患者常常伴有严重的高血压，不及时诊治将导致心、脑、肾的不可逆损害。

2. 黄色素瘤

黄色素瘤是一种皮肤表面生长的斑块或丘疹状黄色结节，结节内聚集了吞噬脂质的巨噬细胞（黄色瘤细胞），常见于手掌以及全身。出现这种体征应该高度警惕，有可能是高脂血症的表现，应及时到医院检查、诊治。

3. 泰利氏甲

指甲看上去色泽淡白，指尖有一条粉色的窄带，这种指甲被称为泰利氏甲（Terry 氏甲）。出现这种指甲的老人有可能患有充血性心力衰竭、肾衰或糖尿病等。

4. 舌头发麻

吃比较涩的食物，可能会有舌头发麻的感觉，这属于正常现象。但如果无缘无故经常性地舌头发麻，就应该引起注意了，这表示患者局部血流缓慢，供血不好，很可能患有高血压、高血糖、高血脂，不要忽视，要尽早到医院检查。

5. 双下肢水肿

如果您出现了双下肢凹陷性水肿，就是用手一按一个坑的现象，有时伴有尿少，这提示可能出现心力衰竭了，应立刻到医院就诊，以免延误诊治。

♥ 远离心脏病，这些数字必须知道

　　《中国心血管健康与疾病报告2021》显示，我国心血管疾病的发病率及死亡率仍居高不下。根据数据推算，我国心血管疾病现患人数为3.3亿，死亡率高于肿瘤和其他疾病，占居民疾病死亡构成的40%以上，居于首位。这些数字十分惊人，真实反映出心脏病早发现、早干预、早治疗的重要性。所以，这一讲周医生来教大家如何判断心脏病发生的可能性。

血压

　　血压是指血液在血管内流动时作用于单位面积血管壁的侧压力。心脏连接主动脉，把血液射到主动脉中，如果血压增高，主动脉压力就会增高，心脏射血阻力就会变大，久而久之，会出现心脏肥大、心力衰竭等心脏病。

正常血压值范围：收缩压90～120mmHg，舒张压60～80mmHg；

普通高血压人群血压应降至140/90mmHg以下；

糖尿病或伴有肾脏疾病的人群应控制在130/80mmHg以下。

超过65岁以及有脑血管病病史的患者，血压应控制在150/90mmHg以下。

血脂

一般情况下，影响心血管健康的血脂成分主要包括甘油三酯、胆固醇、低密度脂蛋白胆固醇、高密度脂蛋白胆固醇。这4种成分的正常值范围如下：

甘油三酯<1.7mmol/L；

胆固醇<5.2mmol/L；

低密度脂蛋白胆固醇<3.4mmol/L；

高密度脂蛋白胆固醇>1.04mmol/L；

如果已经出现冠心病、脑梗死、外周动脉粥样硬化等症状，低密度脂蛋白胆固醇<1.8mmol/L。

血糖

血液中的糖分称为血糖，绝大多数情况下是葡萄糖。

正常血糖值范围：3.9～6.1mmol/L。

当空腹血糖值>6.1mmol/L，餐后血糖值>7.8mmol/L时，一般认为患者患有高血糖，要注意身体的血糖情况；当空腹血糖值≥7.0mmol/L，餐后血糖值≥11.1mmol/L时，患者可被确诊为糖尿病。

长期高血糖会导致血管、微循环损伤，且是高血压的"先行官"，患者患上高血糖不久后均出现高血压的情况。

体重指数

体重指数（BMI）计算方式：BMI=体重（kg）/身高的平方（m^2）

中国成人居民体重指数（BMI）参考值

体重分类	BMI
过轻	<18.5
正常	18.5～23.9
超重	24.0～27.9
肥胖	28.0～32.0

专家指出，中国成人居民最理想的体重指数是22。

中国肥胖问题工作组的分析报告表明：体重指数增高，冠心病和脑卒中发病率会随之上升，故超重和肥胖是冠心病和脑卒中发病的独立危险因素。体重指数每增加2，冠心病、脑卒中、缺血性脑卒中的相对危险系数分别增加15.4%、6.1%和18.8%。一旦体重指数达到或超过24，患高血压、糖尿病、冠心病和血脂异常等严重危害生命健康疾病的概率会显著增加。

吸烟

吸烟是心血管疾病主要且独立的危险因素。有资料显示，吸烟者发生心肌梗死的概率显著高于不吸烟者；吸烟量越大，心肌梗死的危险性越高；吸烟≥20支/日者发生心肌梗死的危险性为不吸烟者的3倍。

吸烟对人体的伤害主要有以下6个方面：

（1）醛类、氮化物、烯烃类物质对人体呼吸道有刺激作用；

（2）尼古丁类物质会刺激人体交感神经，使吸烟者形成依赖；

（3）胺类、氰化物和重金属均属毒性物质；

（4）苯并芘、砷、镉、甲基肼、氨基酚和其他放射性物质均有致癌作用；

（5）酚类化合物和甲醛等物质具有加速人体细胞癌变的作用；

（6）一氧化碳会降低红细胞将氧输送到人体全身的能力。

对照上述几组数据，您就可以简单判断出自己患心脏病的概率了，但请不要过度惊慌，一定要从正规医院获取准确的诊断结果，不可自行用药。

❤ 心脏出问题了该怎么查

　　心脏是人体的重要器官，负责给全身各个器官供血供氧，一旦心脏出了问题，全身都会受影响，而且很多心脏疾病一旦发生即是不可逆的，所以早发现、早治疗对心脏问题非常重要。到医院检查心脏时，医生有时会让患者做心脏彩超，有时则是做动态心电图、冠状动脉CT（电子计算机断层扫描）。那么到底怎样来检查心脏呢？回答这个问题前，我们先来了解心脏本身。

心脏组成

　　心肌：顾名思义，为心脏的肌肉，是心脏主要组成部分。这些肌肉一方面收缩、舒张把血液挤出心脏，给全身各个器官供血；另一方面把心脏围成四个腔室，即左心室、左心房、右心室、右心房，心房与心室之间有心脏瓣膜相隔。

　　冠状动脉：心脏不分昼夜地跳动，从不休息，因此心脏

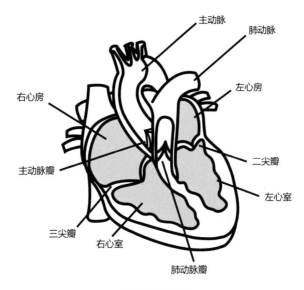

主动脉

肺动脉

右心房

左心房

主动脉瓣

二尖瓣

左心室

三尖瓣

右心室

肺动脉瓣

心脏组成示意图

需要大量血和氧，冠状动脉就是给心脏自身供血的血管，它是否通畅直接影响心肌供血供氧的充足与否。

心脏电传导系统：心脏具有自主跳动的功能，这不同于人体内的其他肌肉。心脏电传导系统支配着心肌的正常收缩或舒张，电传导系统紊乱会引起心律失常，如期前收缩、房颤等。

心脏检查

检查心肌：检查心肌最简单的方法是心脏彩超，它可以检测出心脏的大小、结构、心肌薄厚程度，以及估算出心脏射血功能是否正常，可以诊断患者是否患有心脏肥大、心力衰竭、先天性心脏病等。严重的心肌病变可以应用心肌核磁、心肌核素扫描来协助诊断。

检查冠状动脉：冠状动脉问题引起的心脏病比较常见，主要看患者是否存在冠状动脉狭窄以及狭窄程度如何。根据冠状动脉狭窄的程度不同，患者可能出现心绞痛甚至心肌梗死的症状。普通的冠状动脉粥样硬化可以通过平板运动试验、冠状动脉CT或冠状动脉造影来检查。严重情况如心肌梗死应立即接受冠状动脉造影支架植入治疗。

冠状动脉CT及冠状动脉造影可以非常直观地了解冠状动脉是否存在病变及狭窄。冠状动脉CT主要通过CT造影及计算机三维重建，呈现出血管狭窄的程度和位置。冠状动脉造影一直以来都是诊断冠心病的金标准，在造影后如果患者冠状动脉存在严重狭窄可以直接进行治疗。

检查心脏电传导系统：检查心脏电传导系统，即心脏电活动最简单的方法就是大家熟悉的心电图，但是心电图记录心脏电活动的时间较短，可能会漏掉患者发病时的心脏电活动情况，因此医生有时会建议患者做动态心电图检查，24小时监测患者的心脏电活动情况，从而较为准确地判断患者是否有心律失常、期前收缩等症状。

说到这儿，大家是否对心脏的各项检查有了初步的认识呢？心脏的各项检查目的不同，不能互相替代。医生会根据患者不同的临床表现，开具不同的检查项目，以便准确地诊断病症。

💜 胸痛不一定是冠心病，
盲目用药有危险

一提到胸痛，很多人马上会想到心肌缺血、冠心病，赶紧服用速效救心丸。实际上，胸痛的原因有很多，如果不确诊就盲目用药，可能会产生不利的结果，不但不能缓解症状，可能还会起到反作用。

心绞痛

这是比较常见的胸痛类型。主要原因是冠状动脉狭窄，造成心肌缺血引起疼痛。主要特点是前胸阵发性、压榨性疼痛（类似大石头压着的闷痛），常在劳动或情绪激动后出现，每次发作持续3~5分钟，休息或者服用硝酸甘油可缓解。

心肌梗死

这是冠心病的严重类型，由供应心脏血液的血管突然闭塞引起，疼痛感较心绞痛严重，有濒死感，持续时间长，不能被药物缓解。

主动脉夹层

这是由于动脉壁内膜破裂，血流进入主动脉壁，导致血管壁分层，进而引起胸痛。疼痛性质呈搏动样、撕裂样、刀割样，并常伴有大汗淋漓、恶心呕吐和晕厥等症状。疼痛非常剧烈，程度难以忍受，且很难用止疼药缓解。该病非常凶险，大部分患者伴有高血压，如果患者在家出现上述症状应立即终止活动，拨打120急救电话寻求救治。

肺动脉栓塞

这是由于下肢静脉血栓脱落导致肺动脉堵塞的病症。症状特点：胸痛非常剧烈，常伴有呼吸困难，有时伴有咯血、晕厥等症状。患者常有下肢肿胀或下肢静脉血栓的病史。该病同样非常凶险，是内科急重症之一，死亡率较高。

其他胸痛

肋间神经痛：胸神经根由于不同原因受到损害，疼痛常似针扎样，有时有压痛，常伴有呼吸、咳嗽加重的症状。

胸痛伴有咳嗽，常提示气管、支气管疾病。

胸痛伴有吞咽困难，常提示食道疾病。

胸痛伴有咯血，常提示肺结核、肺癌或肺栓塞。

因此，胸痛未必就是心绞痛，患者在家发生胸痛时千万不要擅自进行服药救治。

❤ 心脏血管狭窄就是冠心病吗

　　随着冠状动脉CT（320排CT、256排CT、64排CT）的普遍应用，门诊有很多患者拿着冠状动脉CT片子来问周医生："CT片子上显示我的血管狭窄、有斑块，我是不是得了冠心病？需要植入支架或者服药治疗吗？"

　　血管有狭窄、斑块就是患有冠心病吗？答案是否定的，冠心病的全称是冠状动脉粥样硬化性心脏病，是冠状动脉狭窄到一定程度时导致心脏供血减少，产生心肌缺血表现的疾病。所以，患者被诊断为冠心病，病征需要满足2个条件：一是患者的冠状动脉狭窄到一定程度（一般狭窄50%以上）；二是患者有心肌缺血表现（如心肌坏死，出现心肌缺血症状如心绞痛，心电图、运动心电图、心肌核素扫描等检查发现心肌缺血）。如果患者单有冠状动脉狭窄症状，即便狭窄30%、50%甚至70%，没有心肌缺血表现，都不能诊断为冠心病，只能诊断为冠状动脉粥样硬化。

冠状动脉狭窄需要治疗吗

对冠心病患者来说，毫无疑问，需要规范治疗，防止血管狭窄程度加深，防止心肌损害进一步加重。那单有冠状动脉狭窄症状，非冠心病的患者也需要治疗吗？答案是肯定的，但是治疗手段不一定是服用药物。

1. 改善生活方式

这是治疗的根本，通过戒烟限酒、规律睡眠、健康饮食、适当运动，可以改善血脂、血压、血糖等的代谢异常，控制血管粥样硬化进展速度。

2. 启动药物治疗

当我们通过改善生活方式治疗冠状动脉狭窄一段时间后，代谢情况仍无改善，则需要启动药物治疗。

❤ 发现颈动脉斑块要治疗吗

很多患者在体检时会做颈动脉超声，而不少患者超声报告上会写着"颈动脉斑块或者颈动脉狭窄"，大家经常拿着报告问周医生："周医生，颈动脉斑块到底严不严重啊？需不需要治疗？"这一讲周医生就和大家聊一聊颈动脉斑块的话题。

什么是颈动脉斑块

顾名思义，颈动脉发生了粥样硬化，出现了粥样斑块，导致了血管狭窄。颈动脉斑块是颈动脉疾病最常见的表现类型。目前多数医院均将颈动脉超声作为健康查体的常规项目。

颈动脉斑块是怎么产生的

像人体的脑动脉血管、心脏动脉血管一样，颈动脉属于动脉系统，因此与其他部位动脉粥样硬化病变相似，主要危险因素包括增龄、吸烟、高血压、高血脂、糖尿病、肥胖、缺乏运动以及家族遗传史。只不过颈动脉位置表浅，易于发现问题。

颈动脉斑块有什么危害

颈动脉狭窄<50%，患者可能无症状。如果颈动脉狭窄>50%，患者可能出现脑供血不足的相关症状。更重要的危害是：1. 颈动脉斑块如果不稳定，脱落后会引发脑卒中，表现为单眼或双眼视物模糊或失明，单侧身体、面部或肢体运动障碍、刺痛或麻木，突发行走困难、步态不稳或肢体协调能力变差，突发眩晕或意识障碍、失语、头痛、记忆障碍或吞咽困难等；2. 颈动脉斑块常常被视为全身动脉粥样硬化病变程度的一个"窗口"，严重的颈动脉狭窄常常伴随着心脏血管、脑血管严重狭窄。

颈动脉斑块需要治疗吗

药物治疗：

若颈动脉斑块导致了颈动脉明显狭窄（狭窄≥50%），其治疗原则与冠心病或缺血性脑卒中相同（均属于动脉粥样硬化性心血管疾病），应该立即给予他汀类药物治疗，将低密度脂蛋白胆固醇控制在1.8mmol/L以下。若无禁忌证，还应接受阿司匹林抗血小板治疗，这2类药物均需长期服用。

如果颈动脉斑块未导致明显狭窄（狭窄<50%），应该评估患者是否存在心血管疾病或其他心血管疾病危险因素，如吸烟、酗酒、肥胖、高血压、糖尿病、高脂血症等，再决定是否应用他汀类药物治疗。

应注意，已确诊心血管疾病，无论颈动脉有无明显狭窄，均应立即接受他汀类药物治疗，将低密度脂蛋白胆固醇控制在1.8mmol/L以下。

手术治疗：

对严重的颈动脉斑块，可以进行颈动脉支架植入治疗，或动脉内膜剥脱术。

因此，对颈动脉斑块应早发现，早治疗。

如何应对血管斑块问题

一、冠心病的预防不分年龄，应该在青年期就加以重视，改善不良生活方式如熬夜等，坚持低盐低脂饮食、多参加体育运动、避免精神压力过大等。

二、中年期若血管斑块已经形成，则要一方面控制危险因素，如吸烟、酗酒、熬夜、工作压力大等，养成良好的生活习惯；另一方面定期体检，重点关注血压、血脂、血糖、尿酸等指标，一旦发现指标异常，立即积极治疗，不要讳疾忌医，错失最佳治疗时机。

三、出现心肌梗死症状，不要过度紧张，尽早疏通堵塞的血管是防止猝死、提高生存率的最重要保障。病情稳定后，患者应在专业医生的指导下，进行药物治疗、运动治疗。

❤️ 冠心病患者注意了，这些做法是极度危险的

1. 胸痛挺一挺就过去了

很多老年朋友认为有点胸闷、胸痛是常见病、小毛病，在家挺一挺就行了，这种做法非常危险，如果您胸痛超过半小时，就有可能是心肌梗死了，而心肌梗死恢复程度是随着时间的延长而逐渐下降的，因此老年人千万不要有"挺一挺"的想法，有病应及时就医，不要延误最佳治疗时机。

2. 胸痛后自行去医院

如果冠心病患者在家突发严重胸痛，很可能是心肌梗死了，这时你需要做的是立即平躺，拨打120求救，千万不要自行活动，打车去就医。因为心肌梗死急性期非常容易发生恶性心律失常以及心脏破裂，如果剧烈活动会造成室速、室颤、心脏破裂等严重后果。

3. 出现胸痛立刻服用阿司匹林

有一段时间，网上流传有几种救命药，其中就有阿司匹林。很多说法称突然胸痛时要服用一粒阿司匹林。这是不正

确的。特别是患有高血压的患者，突然出现胸痛，不应马上服用阿司匹林，高血压胸痛患者可能会发生主动脉夹层，而出现主动脉夹层时，服用阿司匹林是雪上加霜，会加重病情。正确的做法是向医生求救，等待正确救治。

4. 出现胸痛立刻含服速效救心丸或硝酸甘油

出现胸闷、胸痛，很多患者都习惯舌下含一片硝酸甘油或者速效救心丸，因为这些药物可以扩张冠状动脉。但是上述药物也可以降血压，如果患者出现了下壁心肌梗死，常常伴有血压低的症状，服用硝酸甘油是非常危险的。正确做法是，如果有条件应先自行测量血压，在血压不低的情况下可以服用上述药物。

5. 以为植入支架就万事大吉了

冠心病植入支架治疗，只是把这次病变解决了，但是血管为什么狭窄，以后会不会再出现狭窄，这不是支架能决定的，是引起冠心病的危险因素决定的，所以治疗冠心病更重要的是控制影响血管粥样硬化的因素，控制方式如戒烟限酒、坚持运动、清淡饮食、按时服药等。

6. 化验单正常就不服用降脂药了

很多冠心病患者看到化验单上血脂值正常就把降脂药停掉了，这也是不对的。降脂药如他汀类药物，除了有降血脂的作用，还有抗血管粥样硬化的作用，是防治血管再狭窄、稳定斑块的重要药物，应长期服用。

❤️ 心肌梗死的这些先兆你必须知道

近些年，心肌梗死猝死事件频发，其实有些心肌梗死患者在事发前，身体会发出预警信号，只是很多人并没有重视。

心肌梗死前的四大征兆

心绞痛

对突发胸痛，很多患者可能会给予重视，及时到医院就诊，但如果心绞痛不典型，而表现为牙痛、颈部疼痛、腹部疼痛、左上肢疼痛等，很多患者容易忽视。

注意：上述症状一般为阵发性，发作数分钟可缓解，如果最近一段时间发作频繁，且持续时间延长，有可能是心绞痛，而且非常可能会发生急性心肌梗死！

频发心慌

心慌可能是心率增快、期前收缩，也可能是心率减慢，自觉心脏搏动有力。如果冠心病患者最近一段时间突然出现心率加快（尤其是超过100次/分钟），或者频发室性期前收缩，或者毫无原因突然心率减慢，均可能为心肌缺血加重，预示着心肌梗死发生的可能。

呼吸困难

如果患者出现：1. 毫无原因的阵发性呼吸困难，就是大家常说的"大口喘气"；2. 活动后呼吸困难加重，休息后缓解；3. 平躺时呼吸困难加重，坐起来好转等，这些情况均提示近期心脏功能、供血减退，易发生心肌梗死。

其他不典型症状

冠心病患者近期出现表情淡漠、疲乏无力、头晕眼花、双下肢水肿等症状，有可能是心脏向我们发出的求救信号，需重视，及时就医。

❤️ 心肌梗死是如何形成的

导致心肌梗死的罪魁祸首是冠状动脉粥样斑块，但斑块并不是在短期内形成的。有研究发现，部分人从青年时期开始血管就出现了粥样斑块早期现象，随着年龄增大或者促进斑块进展的危险因素增多，患者血管斑块会出现不同程度的增长，最终导致心肌梗死。

血管斑块进展的过程

一、青年时期冠状动脉脂纹形成

冠状动脉血管内膜中间出现斑点状的黄色脂类沉积，此阶段被称为冠状动脉脂纹期，很多患者从18岁开始就出现此症状，如果不及时加以控制，脂类沉积将进入下一阶段，形成脂斑。

二、冠状动脉斑块形成

冠状动脉脂纹期没有明显症状，容易被年轻人忽视，任其发展。随着年龄的增长，不良生活习惯如吸烟、饮酒、多食高油高盐的食物、熬夜等诸多因素同时作用，脂类沉积逐渐形成血管斑块。

血管斑块形成需要几十年的时间，可心肌梗死发生只需要几秒钟。当人处于情绪波动过大、劳累过度、用力过猛或应激状态等情况下时，血管斑块会瞬间破裂，局部形成血栓，堵塞冠状动脉管腔，导致心肌梗死，夺走患者的生命。

❤️ 心肌梗死的高发季节

很多患者可能认为，冬季是心肌梗死的高发季节，夏季相对安全。实则不然，三伏天也是急性心肌梗死的一个高发期。由于夏季特别是三伏天，气温较高、气压较低，人体大量出汗后血液浓缩，交感神经兴奋，容易导致心率加快、血液高凝，再加上不恰当的降暑方法，如猛吹空调、直吹风扇、猛喝冷饮、洗冷水澡等，易导致血管斑块破裂，发生急性心肌梗死。下面周医生来介绍预防心肌梗死的"六点注意"。

注意一：注意室内外温度变化

对有心血管疾病的患者，一般室内温度在26℃～28℃最佳，室内外温差最好<6℃。如果室外温度>35℃，建议患者停止室外活动，采取降温、降暑方法，如吹空调、风扇，但切忌风扇对着自己直吹。

注意二： 夏天昼长夜短，天气炎热，很多朋友喜欢较晚吃饭，不少患者刚刚吃过饭就立即睡觉，这不是一个好习惯。首先，饱胀的胃肠里存储了大量食物，躺着会使食物滞留时间延长，不利于消化，对部分人群而言，还会引起肥胖；其次，饭后由于营养物质吸收入血，血液黏稠度增加，对有些心血管疾病患者和老年人来说，容易形成血栓，甚至引发心肌梗死或脑卒中。

注意三：冲澡有讲究

1. 当全身大汗时，建议擦干后再去冲澡；
2. 水温应适中，切忌过凉或过热；
3. 洗澡时间不宜过长；
4. 建议保持良好通风。

注意四：睡眠要充足

夏季炎热，很多患者睡眠质量差，这就给心血管疾病发病埋下了隐患。如果患者睡眠质量较差，可以到医院找专业医生通过治疗来改善睡眠，也可以通过午睡来弥补夜间睡眠的不足。

注意五：多次补水

有心血管疾病的患者，外出时应备足饮用水，以温水为宜，不要大量饮用冰镇饮料。当身体出汗较多时应及时补水，可以少量多次饮用。对没有心力衰竭的患者建议每日饮用2 000～2 500mL水。

注意六：按时服药

很多高血压患者认为夏季血压会恢复正常，可以停药，结果造成血压波动，引起急性心肌梗死发生。高血压患者到了夏季也应坚持服药，如果您认为血压过低，应到医院寻求医生的帮助、检查，看是否可以减量，切忌自己做主。

♥ 得了急性心肌梗死该怎么办

　　尽管医学不断进步，支架、药物治疗不断更新，急性心肌梗死仍然高发，且逐渐年轻化。在周医生收治的心肌梗死患者中，最年轻的只有24岁。得了心肌梗死后，很多患者常常问一个问题："得了急性心肌梗死，我该怎么办？"

　　首先要和大家普及的知识是，急性心肌梗死是心内科非常严重的疾病，有2个最大的危害：一是猝死；二是心力衰竭。一旦发生将严重影响患者的生活质量，患者可出现呼吸困难、丧失活动能力、不能自理、反复住院等情况。有调查数据显示，患心肌梗死1年后，心力衰竭的发生率高达23.4%～25.4%。

　　实际上，在周医生救治的心肌梗死患者中，有相当一部分患者患心肌梗死10多年，有的80多岁了，心脏功能依然非常好，无明显不适。因此，只要心肌梗死患者救治得当，遵从医嘱，患者不发生心力衰竭，大概率不会影响预期寿命。

如果确诊了急性心肌梗死应该怎样做呢

1. 一旦患者确诊急性心肌梗死，到医院后不要犹豫，签字同意手术，最大限度地阻止心肌梗死面积扩大，防止发生心力衰竭。

2. 如果没有禁忌证，应遵从医嘱，长期服用普利类药物、沙坦类药物、洛尔类药物等。

3. 改善不良生活方式，积极控制并治疗高血压、高血脂、糖尿病等。

4. 按照医生制定的运动康复处方，严格执行，定期复查。

5. 注意心理情绪变化，如果有焦虑或抑郁状态，应积极寻求心理医生的帮助。

总之，确诊了心肌梗死首先要有良好的心态，改善不良生活方式，并按时服用药物，坚持适度运动，终会有满意的结果。

❤ 7个心肌梗死常见认识误区

近些年来，尽管国人对心肌梗死的危害有了更多的认识，但仍然有很多认识误区，导致部分患者未能及时得到最好的治疗。周医生总结了7项人们对心肌梗死的常见误区，希望能让大家对心肌梗死及其诊疗方法有更科学的认识。

误区1：心肌梗死是老年人的专利

冠心病、心肌梗死的确是老年人发病率较高，但这并不意味着年轻人不会发病。近些年，心肌梗死的发病年龄呈现明显的年轻化趋势，三四十岁的心肌梗死患者不计其数，所以年轻人一定不能掉以轻心。

误区2：没有胸痛就不是心肌梗死

心肌梗死以突发胸痛为最常见的症状，胸痛常位于心前区或者胸骨后段。但是心肌梗死患者也经常会出现不典型的症状，如后背痛、胸闷、憋气、牙痛、左上肢疼痛等。有的患者甚至无明显症状，在体检时才发现患过心肌梗死，这种情况在糖尿病患者、老年人中较常见。

误区3：发生心绞痛时，到底是服用硝酸甘油，还是服用速效救心丸

硝酸甘油主要通过促进血管内皮一氧化氮生成增多来扩张血管。研究发现，患者舌下含服硝酸甘油1分钟后起效，3～5分钟达到最大疗效。

速效救心丸的主要成分为冰片、川芎等。冰片有开窍醒脑的作用，川芎有活血化瘀的作用。研究发现，患者舌下含服速效救心丸4粒后5分钟内起效，10～15分钟发挥最大效应。

从上述对比中不难看出，硝酸甘油起效更快，在心肌缺血特别是心肌梗死时可快速有效地改善心肌缺血症状，但有

严重低血压及心动过速时禁用。

误区 4：千万别植入支架，不然就得长期服药

得了冠心病是需要长期服药的，即使没有做支架也要长期服药治疗，植入支架后并不增加服药的数量及种类。当患者心脏血管出现严重狭窄或者完全闭塞时，发生心肌梗死后，需要立即植入支架开通堵塞的血管，这样才能防止心肌细胞进一步坏死，防止发生猝死。

对急性心肌梗死，应根据病人实际情况植入支架治疗，后续仍需要长期服药，控制导致血管狭窄的危险因素。

误区 5：确诊了心肌梗死必须植入支架

得了心肌梗死后及时开通堵塞的心脏血管是主要的治疗手段，植入支架的目的是解决血管狭窄问题，因此只有血管存在严重狭窄的患者才需要植入支架。如果经过血栓抽吸等措施处理，血管无明显狭窄的患者是可以不植入支架的。

误区6：我还年轻，植入支架影响寿命

在临床工作中，周医生遇到过一些年轻的心肌梗死患者，一听说需要植入支架治疗，马上回应说："我还年轻，不想植入支架。"

问其原因，考虑的因素如下：1. 植入支架后寿命会变短；2. 植入支架就得终身服药；3. 植入支架后血管狭窄更快。

正解：1. 植入支架并不会缩短寿命；2. 得了冠心病、心肌梗死，是否植入支架都需要终身服药；3. 支架只是用于开通堵塞的血管，就像煤矿塌方需要支撑固定一样。想想看，如果您需要植入支架治疗，是不是说明在植入支架前，您的血管就已经狭窄了？实际上，血管是否会狭窄或者再次狭窄，与您的饮食、遗传等因素有关，与是否植入支架无关。

误区7：确诊了心肌梗死需要卧床静养

很多患者和家属认为植入支架后应该静养，而且不知道

该如何运动，长此以往，不但容易形成下肢静脉血栓，导致肺栓塞，还会造成体力严重下降，生活质量降低，最终结局就是并发症越来越多，反复住院。

实际上，卧床少动的危害非常大。据统计，卧床1天，摄氧量降低0.2MET（人体新陈代谢率单位），相当于每卧床1天，体能衰退2岁；卧床休息1周，肌肉收缩力减少10%～15%；长期卧床会产生或加重焦虑和抑郁等不良心理反应。

正确运动可以降低脂质代谢紊乱，防止植入支架的血管再狭窄，促进心肌坏死区域建立侧支循环，降低冠心病患者的并发症发生率及病死率。

因此，得了心肌梗死或者植入支架后，应在医生的指导下进行适度的有氧运动，这样可以减少并发症的发生。

❤ 无法植入支架该怎么办

　　冠心病严重时会危及生命，对冠状血管严重狭窄，特别是急性心肌梗死的患者，及时植入支架是治疗疾病的有效办法。但是临床上常常有一些患者因为血管较细等个人原因，无法植入支架。那么，心绞痛症状频发且药物缓解不明显时，患者该怎么办？一个重要的缓解办法是建立心脏侧支循环。

什么是侧支循环

　　心脏侧支循环是指心脏主要血管出现严重狭窄，血流受阻后，该部位原有吻合支的血管扩张，形成旁路，恢复该血管的远端供血。

　　如果把人体内的主要血管比作河流的主干道，当主干道堵塞时，河水不能流向远方，这时主干道堵塞部位出现了很多河流分支，那么河水就可以通过分支流向远方了。实际上，侧支循环的建立是人体正常的代偿反应，只不过比较缓慢，如果有方法可以加速侧支循环建立，无疑可以快速改善患者心肌缺血症状，缓解心绞痛。

如何有效建立侧支循环

答案是持续合理地运动。有研究显示，冠心病患者如果长期坚持有氧运动，可以加速建立狭窄血管侧支循环，缓解心绞痛症状，这种方法被称为"运动搭桥"。

如何合理运动

1. **运动形式：** 以有氧运动为主，如慢跑、游泳、快步走等；

2. **运动频率：** 每周3~5次为宜；

3. **运动强度：** 冠心病患者建议到正规医院做有氧运动评估，确定自己的安全运动量。

❤ 日常生活中如何保护心脏健康

戒烟限酒

香烟中含有大量的尼古丁、焦油等有害物质，不但能直接进入血液，作用于血管内皮细胞，损害血管，还能通过干扰脂质代谢，间接地危害血管内皮功能。所以，周医生建议大家不吸烟、少喝（每天酒精摄入量不超过20g）或不喝酒。

严格控制体重

当体重指数增高时，冠心病和脑卒中发病率也会随之上升，超重和肥胖是冠心病和脑卒中发病的危险因素。体重指数每增加2，冠心病、脑卒中、缺血性脑卒中的相对风险分别增加15.4%、6.1%和18.8%。

平衡饮食，适量运动

平衡饮食原则： 1. 食物要多样，谷物要粗细搭配；2. 保证充足的蛋白摄入，每天摄入鱼、精瘦肉、脱脂牛奶等；3. 控制胆固醇摄入，减少肥肉、荤油、奶油、动物内脏的食用量，尽量不用椰子油、棕榈油；4. 少吃油炸、人造黄油糕点，少喝咖啡伴侣、奶茶；5. 保证膳食纤维的摄入，每天应从水果、绿叶蔬菜等中摄入25～30g的膳食纤维；6. 保证维生素、矿物质的摄入，应从深色蔬菜等中获得。

合理运动： 运动有抗血管粥样硬化、改善心肌缺血、改善血管内皮功能等好处，运动形式应以有氧运动为主，如慢跑、快步走、打太极拳、练八段锦等，持续时间应为每次30～40分钟，频率为每周3～5次。

定期体检，排除"三高"

高血压、高血脂、高血糖是导致血管粥样硬化和心血管疾病危险性增加的最重要因素，并且直接增加心肌梗死、脑卒中等心血管意外发生的概率。

重视心理健康

很多心脏病患者会出现焦虑或抑郁状态,持续焦虑或抑郁会导致血中内皮素等物质增多,长期持续将加重心脏病。因此,心脏病患者应重视心理健康问题,如果出现严重的心理疾病,应到专科就诊。

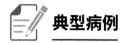 **典型病例**

病 例

整日食补、药补，补成严重冠心病

王女士，46岁，家境富裕，8个月前因胸闷到我院进行冠状动脉CT检查，结果显示左前降支中段轻度狭窄（10%～20%）。回家后王女士担心疾病加重，又听说深海鱼油、辅酶Q10、大豆蛋白、三七对心血管有好处，从此每天都服用上述补品；后又听说喝红酒可以防止血管粥样硬化，便每天喝1小杯红酒。3天前，王女士因胸闷再次到我院就诊，复查冠状动脉CT发现左前降支中段狭窄达中重度（70%～80%）。王女士很不理解，明明非常重视自己的健康状况，并且一直在服用对血管有益的补品，为什么疾病反而加重了呢？

首先，这些补品是否有效，医学界尚存争议。比如，深海鱼油是否有益于身体健康一直是医学界争论的话题。虽然红酒的特殊成分（白藜芦醇）有清除自由基、抗氧化的作用，但研究显示，每日需要摄入1 000mL红酒才能起到抗氧化的作用。大家别忘了，红酒中大约含有15%的酒精，大量摄入酒精会引起消化系统肿瘤、酒精肝、酒精性心肌病等严重问题，所以，每天喝红酒可以软化血管的说法是错误的。

其次，健康的成年人每天需要摄取1 800～2 300大卡的热量，如果每日大量补充营养物质，如辅酶Q10、大豆蛋白、深海鱼油等，其中的营养物质并不能被身体完全吸收利用，过多的营养物质将以糖原、脂肪的形式储存在体内，长此以往，会引发肥胖、血管粥样硬化等问题。

最后，每日额外补充的营养物质与同时正在服用的药物之间是否有相互作用，大部分无从得知，因此不可盲目服用大量补品。

虽然王女士重视身体健康是对的，但是盲目吃补品来改善健康问题是错误的。

病 例

不到一年的时间，血管从中度狭窄进展成重度狭窄

63岁的张大娘因胸痛入院，冠状动脉CT检查发现患者冠状动脉前降支狭窄95%，可该患者1年前到我院就诊时的检查

报告显示该血管狭窄60%。短短1年的时间，患者冠状动脉狭窄进展如此迅速，到底是怎么回事呢？

患者1年前就诊时，冠状动脉狭窄60%，周医生告知患者无须植入支架，但需要长期服药，随即给患者开了阿司匹林、瑞舒伐他汀、美托洛尔类药物，嘱咐患者一定要长期坚持按时按量服用，定期做检查，保持健康的生活方式。

但该患者听说阿司匹林、他汀类药物的不良反应很大，长期服用会损害肝肾功能，又听信了某保健品推销员的说辞，不用服药就可以溶解斑块，所以停用医生开的药物，花了8 000多元吃了将近1年的保健品，非但没能缓解病情，反而加重到不得不植入支架的地步。

不遵医嘱进行正规治疗，短时间内患者冠状动脉狭窄进展迅速，张大娘并非个例，周医生在此提醒冠心病患者，确诊冠心病后，一定要遵医嘱，进行正规治疗，拒绝偏方、保健品，除此之外，保持健康的生活方式同样很重要！

病 例 三

2名患者突发急性心肌梗死，原因值得深思

患者一是一名26岁的大学生，突发胸痛到我科室就诊，经检查诊断为急性心肌梗死，及时抢救植入支架，很幸运地保住了性命，但不幸的是患者年纪轻轻就患上了心内科最严重的疾病，由于患者心脏大面积心肌坏死，日后可能会发展成心力衰竭。而这名患者年纪轻轻就患上心肌梗死的主要原因是每天吸2盒烟。

患者二是一名48岁的男性患者，突发胸痛3小时后到我院就诊，经检查诊断为急性前壁心肌梗死，冠状动脉造影发现患者血管损害非常严重，多支血管病变，血管条件类似七八十岁的老年糖尿病患者的血管。这名患者的危险因素除了每天吸1盒烟外，还长期患有高血脂、肥胖。

在与2位患者交流时，发现他们都知道吸烟有害身体健康，但是身边很多人都长期吸烟，并没有出现疾病，自己就没太当回事。这也是很多人的疑问，吸烟有害健康，到底是不是危言耸听？

科学研究及临床数据分析显示，吸烟并不一定导致心血管疾病，但吸烟的人心血管疾病发病率要比不吸烟的人高8～10倍。吸烟时，烟雾中含有的化学物质，绝大部分对人体有害，比较常见的尼古丁是使人成瘾的主要成分，且直接损害血管内皮细胞，而烟焦油是强致癌物质，长期吸入有导致人体细胞癌变的风险。

这就好比大家都知道闯红灯容易发生交通事故，但是当人们看到其他人闯红灯没有发生任何问题时，就会抱有侥幸心理去闯红灯，结果可能酿成悲剧。

病 例 四

一个冰激凌引起的心肌梗死

门诊收治过一个突发胸痛的中年患者，家属说患者上午与朋友打乒乓球，大约打了2小时，休息时吃了朋友给的冰激凌后突然胸痛难忍，送医检查最终确诊为急性心肌梗死。经过积极抢救，患者植入支架后逐渐好转。

为什么吃冰激凌会导致心肌梗死？虽然夏季心血管疾病发病率较冬季有所下降，但心血管疾病患者仍需在以下几个方面多加注意：

1. 夏季天气炎热，血管舒张，出汗增多，血液黏稠，心率加快，这些都会增加心脏负担，如不及时补充水分极易发生血栓性疾病。

2. 心血管疾病患者在夏季补充水分时，切忌突然食用过凉饮料及食物，因为过凉的刺激会导致病变血管痉挛，进而引发心肌梗死。前文提到的中年患者正是由于运动后大量出汗，血液黏稠，加上突然的过凉刺激导致血管痉挛或血管斑块破裂诱发了急性心肌梗死。

3. 夏季闷热，人的情绪变化起伏较大，尤其易于烦躁，导致人体内血管物质增多，血压增高，心血管恶性事件发生率提升。

4. 夏季血管扩张，很多高血压、心脏病患者在不了解自己血压变动情况的前提下，擅自停药，导致血压波动，心血管恶性事件发生率提升。

具体预防策略

1. 尽量避开高温时刻活动、出行；

2. 适度饮用温开水或温淡盐水，切忌猛吹空调、风扇；

3. 关注体重变化，经常测量血压，避免脱水；

4. 生活作息规律，保证充足休息，避免情绪紧张；

5. 运动应于每日气温较低时刻，如傍晚，在阴凉处合理进行；

6. 不可擅自停药，如自觉血压正常，应前往医生处咨询调整；

7. 如出现不适症状，应及时就诊。

病 例 五

微血管性冠心病你了解吗

66岁的王女士常年受胸痛困扰，胸痛、胸闷症状自5年前出现，经多家医院诊断为冠心病，给予对症治疗后，胸痛症状时好时坏，一直未能痊愈。为了明确诊断病因，王女士做了冠状动脉造影，结果显示正常，有时连子女都认为王女士是在装病，为此王女士感到很苦恼。

而后患者辗转来到我院就诊，经给患者进行心肌声学造影、心肺运动试验检查，确诊该患者为心肌微循环病变。简单来说就是患者心脏主血管没有问题，微血管出现了功能障碍，导致胸痛。

因此，周医生给患者开了通心络胶囊、尼可地尔等药物，1周后患者胸痛症状消失。目前患者长期服用通心络胶囊，胸痛症状没有再次发作。

什么是微血管病变

临床检查如冠状动脉造影、冠状动脉CT都只能看到直径>0.4～0.5mm的冠状动脉主血管，而对给心脏供血的冠状动微循环如小血管、毛细血管，单纯冠状动脉造影无法评价。有临床研究发现，50%以上的胸痛患者，冠状动脉主血管没有问题，但均患有心肌微血管病变。即使冠状动脉造影血管没有明显狭窄，患者仍有较高的风险发生心血管恶性事件，造成严重后果。

心肌微循环病变如何治疗

目前关于微血管病变治疗的证据比较匮乏，主要治疗手段是给予患者控制血压、抗血小板治疗，应用药物如β受体阻滞剂、钙离子拮抗剂、尼可地尔等，效果以及应用指征仍存在争议。

近些年的中西医结合治疗取得了一些效果，"中医脉络学说构建及其指导微血管病变防治"获得了2019年度国家科学技术进步奖一等奖。这是中医在微循环领域取得的较大成就，本病例即是应用中成药通心络胶囊联合尼可地尔改善心肌微循环病变，取得了较好的临床效果。

冠心病的治疗——支架篇

如果你居住的地区自来水水质不好，时间久了就会有很多污垢沉积在家里的自来水水管上，造成水管堵塞。为了水管通畅，除了要想办法改善水质，还需要定期清理水管里的污垢。人的血管也一样，血液里的血脂、血糖太多，会沉积在血管内膜下，形成斑块，堵塞血管，严重时会发生心肌梗死。为了身体健康、远离疾病，一定要及时治疗血管里的斑块，除药物作为常见的治疗手段之外，可以快速有效缓解狭窄、开通血管的重要方法就是植入支架治疗。

这道理看似简单，但仍有很多患者心有疑虑，加上网络传言过度妖魔化心脏支架，十分影响患者对心脏支架治疗手段的态度。对很多急性心肌梗死患者来说，时间就是生命，本该分秒必争地进行介入手术，却因为网络传言，患者或患者家属犹豫不决，错失最佳救治时机。所以，一定要正确认识心脏支架这种治疗手段。

♥ 冠心病患者什么时候植入支架，怎么选择支架

近些年，我国冠心病发病率呈爆发式增长，很多患者都植入了支架或者面临植入支架的情况，因为患者缺乏专业医疗知识，在网上搜索文章阅读之后，自己更加犹豫、担心，周医生在此针对目前冠心病患者迫切想要了解的2个问题，给大家科普一下。

冠心病患者什么时候植入支架

1. 急性心肌梗死

当患者被诊断为急性心肌梗死时，千万不要犹豫，能植入支架一定要尽早植入支架，疏通血管。因为随着血管堵塞时间的延长，心肌坏死面积会越来越大，轻者可能出现心力衰竭，重者会发生猝死。

2. 冠状动脉狭窄

如果患者出现了冠状动脉狭窄，以往植入支架的标准是血管管腔狭窄>75%，但目前认为如果没有症状，且危险因素较少时可以使用药物治疗，是否植入支架还需医生判断。如果狭窄比较严重（狭窄>75%），而且明确有心肌缺血症状，建议植入支架治疗。

不同种类的支架，患者该如何选择

心脏支架起源于20世纪80年代，历经了裸金属支架（BMS）、药物涂层支架（DES）、生物可降解支架的开发研制历程，其主要材料为不锈钢、钴铬合金或者镍钛合金。

1. 裸金属支架

心脏支架初代产品，完全由金属构成，是最早应用于临床的冠状动脉支架。由于再狭窄率比较高，目前应用较少，仅在患者有出血倾向等特殊情况下使用。

2. 药物涂层支架

药物涂层支架的出现，正是为了解决裸金属支架植入后血管再次病变的问题。简单地说，就是在支架上涂了一些药物，防止血管狭窄。新一代的药物支架，主要是在药物释放调控方面表现更优。

3. 生物可降解支架

完全由可降解材料构成，是近年来刚刚得以应用的新型支架。这种支架在治疗后短期内可为血管提供有力支持，而当血管已经良好重塑之后，支架将在体内直接降解为水和二氧化碳。但是目前没有证据证明其远期效果优于药物涂层支架，而且有些生物可降解支架由于一些问题已经退出了市场，但这仍是未来可能的发展方向。

总的来说，患者对心脏支架的选择不用过分纠结，疏通血管、治疗病变是根本目的，后续控制危险因素、进行康复治疗更有意义。

♥ 关于心脏支架的常见问题（术前）

问题一：心脏血管狭窄 >75% 就应该植入支架吗

很多患者在体检时发现心脏血管狭窄 >75%，有的人可能会告诉你，你需要植入支架了。其实这是错误的。

目前植入支架的标准并不完全依赖血管狭窄程度，而是根据患者是否有心肌缺血证据，如平板运动试验阳性、活动后胸闷、心电图存在 ST 段压低或者抬高且有动态变化或术中 FFR（冠状动脉血流储备分数）来判定。如果患者没有缺血证据，检查提示血管斑块稳定，即便狭窄达到 80% 也无须植入支架。

心脏血管狭窄 90%，而且有明确的活动后胸闷、心肌缺血症状，是需要植入支架的。如果不进行治疗，心脏长期缺血，可能出现心脏肥大、心力衰竭等症状，这就是我们常说

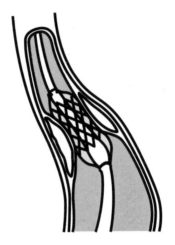

心脏支架示意图

的缺血性心肌病。患者一旦发生心力衰竭，心脏就出现了不可逆的损害，严重者无法正常活动，休息状态下也会出现胸闷、气短、呼吸困难等症状。另外，心肌缺血症状也提示血管的斑块不稳定，有发生心肌梗死的可能性。

因此，如果患者血管狭窄>75%且有明确的心肌缺血症状，需要植入支架治疗，防止心肌进一步受损。

问题二：血管狭窄，服药能不能溶开

冠状动脉血管狭窄是长期形成的结果，没有药物可以把斑块溶掉，药物只能延缓斑块增长。

问题三：冠状动脉介入手术安全吗

很多患者一看到心脏支架手术同意书就害怕了，因为里面罗列了可能出现的各种危险，如血管破裂、恶性心律失常、猝死等。实际上，植入支架最大的风险来自疾病本身，如急性心肌梗死，该病造成患者猝死的风险很高，不植入心脏支架更危险。其实，患者进行心脏支架手术，术后出现上述并发症的概率非常低，只不过医生会在术前把所有可能出现的风险，哪怕只有万分之一的概率，也向患者交代清楚，这是医生的责任。

问题四：听说植入支架后，就得服用好多药，停不下来了

植入支架后由于血管内皮细胞需要1年左右才能把支架完全包裹在血管内，所以有3种药必须服用：阿司匹林（长期服用）、氯吡格雷或者倍林达（该药服用1年即可）、他汀类药物（长期服用）。其他药物根据患者病情服用。如果不

植入支架，上述药物更应该坚持服用，而且斑块随时会有变化，患者随时会有生命危险。

问题五：接受冠状动脉造影是不是就得植入支架

冠状动脉造影是一种微创检查技术，能够清楚地看到患者心脏血管狭窄的程度。如果血管狭窄严重，医生会向家属及患者本人交代血管情况，家属同意则可以直接植入支架；但如果血管狭窄不严重，或家属不同意植入支架，那么冠状动脉造影只是个检查而已。

问题六：植入支架后，血管壁会不会变薄

斑块导致血管狭窄，就像煤矿塌方；支架把血管撑开，就类似于把塌方的煤矿重新支撑固定，对血管壁的薄厚是没有影响的。

问题七：支架有有效期吗

支架没有"有效期"一说，一旦放入体内可终身使用。

但是支架处会不会出现再狭窄，取决于患者的危险因素（高血压、高血脂、高血糖、抽烟、酗酒、缺乏运动、肥胖等），所以患者一定要管住嘴、迈开腿、放松心情、按时服药，防止支架处再出现狭窄。

问题八：支架手术在胳膊上做还是在腿上做

一般情况下，植入支架时选择上肢路径，也就是大家说的手术在胳膊上做，这种方式对患者来说影响小、恢复快、止血简单，而且术后就可以活动，所以医院一般在患者的上肢进行手术。但有时患者上肢血管迂曲畸形，或者需要使用管径比较粗的特殊器械，就不得不选取下肢来进行手术，由于下肢血管比较粗、压力大，做完手术后可能需要用血管缝合器来帮助止血。

问题九：选国产支架还是进口支架

从目前临床观察来看，国产支架与进口支架没有太大区别，只不过进口支架在血管直径<2.5mm的小血管上有一些优势，支架大量采购后国产支架与进口支架价格也相差无

几，具体应根据患者病变情况进行选择。

问题十：害怕开胸不愿意搭桥

很多患者的冠状动脉多支病变或冠状动脉狭窄评分适合搭桥手术，由于患者担心开胸有风险，常常拒绝搭桥而选择尝试植入支架治疗。周医生提醒大家：符合搭桥手术指征的患者应选择搭桥治疗，因为此时选择植入支架治疗，一方面支架手术难度大，手术风险要超过搭桥；另一方面植入支架血管再狭窄的风险比较高，最终很可能人财两空，还得走搭桥的原路，所以大家不要盲目地相信支架是"微创"，从而放弃最佳治疗方案。

💓 关于心脏支架的常见问题（术后）

1. 放入支架后可能出现的症状有哪些

心脏支架术后可能出现心前区不适或疼痛，原因有二：一是心脏支架作为异物支撑在冠状动脉内，犹如人初次安装假牙会产生不适感，加上患者心里紧张，故而易出现心前区疼痛不适，但与术前的心绞痛完全不同，此症状发生状态下心电图检查结果正常，不适感短期内可消失；二是术后并发急性血管闭塞，冠状动脉内血栓突然形成或发生急性心肌梗死，此种情况需要紧急进行冠状动脉造影确诊及急诊再次介入治疗。

此外，患者术后还可能出现腹胀、腰痛、恶心、呕吐及失眠等症状，一般1～3天就会消失。

2. 心脏支架在体内是否会塌陷、移位或生锈

心脏支架多采用不锈钢合金材料，具有很强的支撑力、耐腐蚀性和塑形记忆功能，不会塌陷和生锈。术中操作扩张

支架时所给予的高压力，超过汽车轮胎压力的6～8倍，使支架紧紧地镶嵌于冠状动脉壁上，因此也不会移位。

3. 植入支架后患者何时可以下床活动

术后患者下床活动时间要根据病情确定：一般的冠心病患者术后数小时即可下床活动，2～3天后即可出院；急性心肌梗死患者因部分心肌坏死需要较长的恢复期，一般术后3～4天可以下床活动；出现心力衰竭等严重并发症的患者，则需要5～10天才可以下床活动。

4. 植入支架后患者何时可以上班

冠心病患者接受心脏支架植入治疗后，有效地解决了冠状动脉狭窄问题，患者的生活质量明显提高，一般情况下，患者术后7天即可上班，但急性心肌梗死患者术后需要静养3～8周方可上班。

5. 支架术后患者如何正确"静养"

静养不等于卧床休息，正确的静养应该是合理饮食、控制血管狭窄的危险因素、正确有规律地运动以及按时服用药物。

6. 支架术后患者饮食需要注意什么

植入支架后很多患者担心血管再次出现狭窄，因此每天吃素，油都很少吃。实际上，这种方式不但不能阻止血管狭窄，反而有害。因为体内脂类物质30%来自饮食，70%由肝脏生成，也就是说，即便你不吃饭，脂类物质仍然每天都在生成，而如果不摄入肉类或者不饱和脂肪酸，将导致身体缺乏营养，甚至引发癌症。因此植入支架的患者无须刻意控制饮食，只不过对各种蔬菜、水果、肉类都应当适量摄入，增加运动量，促进脂类代谢，这才是正确的做法。

7. 支架术后能做核磁检查吗

在3.0T场强的磁场下，心脏支架因电流传导产生热量的温度上升不超过2.6℃～4.7℃，在血管内血流的持续冲刷下，此范围内温度的上升几乎可以忽略不计，支架不会出现位置移动。因此，患者植入支架6周后，可进行3.0T场强以下的核磁检查。

8. 支架术后服用的药比较多，可以同时服用护肝药吗

冠心病患者，特别是在心脏支架植入术后，需要长期服用他汀类、抗血小板类等多种药物。由于担心伤肝，一部分患者自行服用保肝药物，这也是错误的。正常情况下，大家服用的药物不良反应发生率比较低，而且医生会让患者在服药的同时，定期检查肝肾功能情况，检查几次未发现问题，就意味着这些药物的不良反应没有发生，患者可以放心用药。护肝药本身属于药物，同样需要经过肝肾代谢，也会给肝肾造成负担，所以患者无须自行服用护肝药。

💓 心脏支架术后复查时间表

1个月

从植入支架起1个月后，患者需要到医院复查，检查项目有血常规、凝血功能、生化、心电图，心肌梗死患者需做心脏超声检查。

理由：植入支架后，患者需要服用抗血小板药物、他汀类药物，这些药物对血液系统以及肝功能有影响。如果复查结果没有异常，患者可以继续服药；如果出现肝功能异常等症状，医生则需判断该患者是否要更换药物、减少药量或停药。

3个月

从植入支架起3个月后，即使没有不适症状，患者也应到医院复查，检查项目有血常规、凝血功能、生化。若有不适症状，则需请医生诊断是否做冠状动脉CT或造影检查。

理由：检查血常规、凝血功能以及生化的目的仍然是判断患者所服用的药物对患者的身体是否有不良影响，如果无不良影响，则患者可以继续长期服用药物；如果发现问题，应及早对症治疗。

6个月

从植入支架起6个月后，患者需前往医院复查，检查项目有血常规、凝血功能、生化、冠状动脉CT或造影，心肌梗死患者需做心脏超声检查。

理由：患者无不适症状也需要进行冠状动脉CT或者造影检查，以便准确判断冠状动脉支架内是否有变化，如果出现狭窄增生，则提示患者没有控制好危险因素，或者药物治疗不够，需及早做出调整，以免狭窄进展严重。

1年

从植入支架起1年后，患者需前往医院进行复查，检查项目有血常规、凝血功能、生化、心脏彩超。

　　理由：此时患者植入支架已满1年，医生需要对患者的病情进行评估，判断患者所服用的药物是否需要调整，如是否停用氯吡格雷。

　　心脏支架只是一种治疗手段，且支架植入手术是20纪开展的血管重建技术，到目前为止已经是一项非常成熟的治疗方式了，很多县级医院都做得非常好，所以患者无须担心支架手术的技术问题。

　　支架术后患者一定要保持乐观心态，除坚持服药外，还应适当运动如散步、快步走等，科学饮食，戒烟限酒，定期复查。植入支架后血管是否出问题不在于支架本身，主要在于患者是否控制好危险因素。

♥ 心脏支架术后需用哪些药物

做过心脏支架手术的患者应该都了解，心脏支架术后医生会让患者服用一些药物，如阿司匹林、氯吡格雷、他汀类药物等，很多患者会有一些疑问："我的血管都通畅了，还需要服用这些药吗？需要服用多久？"

抗血小板药物

对心脏支架术后的患者，服用抗血小板药物是重中之重，而且需要2种以上抗血小板药物同时服用，如阿司匹林与氯吡格雷联用或阿司匹林与倍林达联用等，主要因为支架植入冠状动脉后会暴露在血液中，支架作为异物有可能激发血液中的多种凝血物质，特别是血小板的聚集，从而导致血栓形成、支架处闭塞，引起心肌梗死。因此，心脏支架术后应用双联抗血小板药物治疗是减少血小板聚集的有效治疗方案。

应用时间：双联抗血小板药物治疗疗程至少1年。当患者进行手术1年后，支架完全被血管内皮细胞覆盖，成为血管的一部分时，可以将双联抗血小板药物治疗转为单用阿司匹林治疗。

阿司匹林

心脏支架术后患者应终身服用阿司匹林。

阿司匹林不仅可以降低心脏支架术后血栓形成的概率，更重要的是小剂量的阿司匹林能够改善冠心病患者的预后，所以如果没有禁忌证，医生一般建议患者终身小剂量服用阿司匹林。

他汀类药物

无论是否做心脏支架，他汀类药物都是冠心病治疗的重要组成部分。他汀类药物对冠心病患者有多方面的治疗作用：首先，他汀类药物是目前最有效的降胆固醇药物，同时，可以在一定程度上降低甘油三酯，通过调脂作用有效延缓冠心病的发生、发展；其次，他汀类药物能够预防冠状动脉粥样硬化与狭窄斑块破裂，后者是引发心肌梗死的直接原因；最后，他汀类药物还有抗炎、保护血管内皮的作用。所以，他汀类药物在治疗冠心病方面具有多效性，患者应长期服用。

硝酸酯类药物

硝酸酯类药物如硝酸甘油、单硝酸异山梨酯等，能够有效地扩张冠状动脉，改善冠心病患者的心肌缺血症状。如果患者已经接受心脏支架手术，成功疏通了发生狭窄的血管，硝酸酯类药物就可以停止使用了。

降压药

高血压是冠心病的危险因素之一，心脏支架虽然使冠状动脉血管腔通畅了，但形成冠心病的危险因素仍需长期控制，因此，心脏支架术后的高血压患者仍需长期服用降压药。

心肌营养药物

冠心病治疗过程中很多患者会服用心肌营养药物或者改善心肌代谢的药物，如辅酶Q10、曲美他嗪等。一般情况下，在心脏支架术后，这些药物就不再是患者必须应用的了，如果患者出现心力衰竭等严重并发症，可以继续辅助给予一些心肌营养药物。

此处周医生要特别强调，患者一定不要擅自停药，一定要按时复查，听从主治医生给予的专业用药指导！

💔 心脏支架术后做这些事情要慎重

很多冠心病患者，特别是心脏支架术后的患者，会有很多生活方面的问题。这一讲周医生主要针对这些问题，给患者总结一下问题答案。

冠心病患者如果吃得过饱会有危险

这并非危言耸听。首先，吃得太饱，对身体最直接的影响就是摄入过多的热量，而过多的热量会引起脂质代谢紊乱，最终加重血管粥样硬化。其次，吃得过饱，会促进过多血液集中于胃肠来消化食物，导致心脏供血不足，加重心肌缺血，有时会诱发急性心肌梗死。所以，冠心病患者应三餐规律，每顿吃七分饱即可。

心脏支架术后，患者可以坐飞机吗

坐飞机时因为受到高空气压的影响，人可能会出现轻度缺氧症状，如果患者患有冠心病、冠状动脉狭窄，则会加重心肌缺血症状。因此冠心病患者应谨慎乘坐飞机，若必须乘坐飞机，患者应具备以下条件：①静息状态下无心绞痛发作；②无呼吸困难及低氧血症状；③有同伴随行；④随身携带硝酸甘油。

心脏支架术后，患者可以坐高铁吗

冠心病、心脏支架术后恢复状况良好的患者，如果病情平稳，乘坐高铁是没有特殊限制的，如出现不适，也能在短时间内下车就诊。

心脏支架术后，患者可以去西藏吗

西藏属于高原地区，心脏支架术后患者去高原的风险比正常人要大，因为高原缺氧会引起心血管的一系列变化，包括：

1. 缺氧使心率加快的同时，会加重心肌耗氧量；

2. 缺氧会刺激红细胞生成素生成，促进骨髓红细胞系统增生，使红细胞数以及红细胞内血红蛋白含量增加，导致血液黏稠度增加，进一步加重心脏负荷；

3. 缺氧会使儿茶酚胺、垂体加压素和肾上腺皮质激素分泌增加，肾素-血管紧张素-醛固酮系统活性增强，使血压升高，进而加重高原反应。

心脏支架术后，患者可以去三亚等热带地区吗

很多人认为，心血管疾病患者到三亚等气候比较好的地方会有好处，所以近些年一些人特别是北方人，大批前往三亚。冠心病患者，尤其是心脏支架术后患者去三亚等热带地区没有问题，但需要注意：

1. 尽量避免酷夏季节前往，特别是天气持续闷热时，人体新陈代谢和血液循环明显加快，心脏负荷显著增加，另外，机体水分随汗液大量蒸发导致血液黏稠，易形成心血管缺血甚至栓塞；

2. 高温天气易使人"情绪中暑"，出现心烦、急躁、发怒等情绪，给人们的心理和情绪带来负面影响，增加心脏负担；

3. 应多休息，如果睡眠不足也会影响心血管系统的正常工作，另外，冠心病患者要保持大便通畅，不要让旅程打

乱了自己的排便习惯。

心脏支架术后有些胃药不能服用

很多患者特别是老胃病患者，担心心脏支架术后服药伤胃，自行服用奥美拉唑等治疗胃病的药物，认为这样会减少药物对胃的损伤，实际上这种做法是非常危险的。

前面说过，氯吡格雷是心脏支架术后常用的药物，有抗血小板聚集的作用，一旦氯吡格雷的作用受到干扰或减弱，将导致支架内血栓的发生，严重后果是致命的。

目前常用的抑制胃酸、保护胃黏膜的质子泵抑制剂有5种，分别为奥美拉唑、艾司奥美拉唑、兰索拉唑、雷贝拉唑和泮托拉唑。而患者常用的治疗胃病的药物就是奥美拉唑。有研究显示，奥美拉唑可以使氯吡格雷的抗血小板疗效降低45%（负荷剂量）和40%（维持剂量），易导致支架内血栓形成。另有研究表明，氯吡格雷与奥美拉唑合用会带来更高的心血管事件风险。

总之，心脏支架术后，特别是前3个月，服用抗血小板聚集药物并且让药物发挥最佳效果尤为重要，患者自行服用胃药需谨慎，如必须服用治疗胃病的药物，应及时就诊咨询医生，切忌擅自做主，带来不必要的麻烦。

♥ 心脏支架术后应该如何安全运动

据2016年统计数据显示，我国植入支架患者有67万余名，很多患者植入支架后有很大的心理负担，不知道植入支架后能不能运动、怎么运动、有没有危险。这一讲，周医生集中回答一下相关问题。

心脏支架术后运动有没有危险

单纯因冠心病、心绞痛植入支架的患者，由于心肌没有坏死，所以运动风险几乎等同于正常人，运动时注意有无胸闷、气短、心率过快等症状，如果出现，逐渐减少运动量即可，不用过分担心。

因急性心肌梗死而植入支架的患者，运动存在一定的风险，但风险并非来自支架，而是心肌坏死。急性心肌梗死患者建议到医院进行心肺运动试验检查，检测出自己的最大安全运动量，医生将根据计算结果给患者制定安全运动处方，每3个月需要调整一次，一直到稳定状态。

支架术后应该如何运动

医生一般建议冠心病患者以有氧运动为主，如慢跑、快步走、打太极拳、练八段锦、游泳等，不建议无氧运动，如需屏气进行的俯卧撑、举哑铃等。

运动治疗不等于日常锻炼身体，运动强度小了起不到治疗作用，运动强度大了会出现运动风险，因此对冠心病患者来说，运动量评估很重要。可以做心脏康复治疗的医院会在患者出院时，给患者一个运动处方；如果患者没有运动处方，建议到相关医院做运动评估，在医生的指导下进行正确的运动治疗。

一般运动时间控制在30~60分钟为宜，以快步走为例：患者应选择平坦路段，步幅均匀，步态稳定，呼吸自然，防止跌跤；运动前，患者应充分做好准备活动，包括活动四肢关节大约5分钟，然后匀速慢走5分钟，之后快步走10~20分钟（有运动处方的患者，会得到精确的运动强度，如每秒钟走多少米），最后慢走5分钟，做整理运动后结束本次运动。

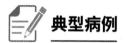 **典型病例**

病例 ❶

因心肌梗死植入支架，不到半年又心肌梗死了，医生说他犯了 2 个错误

　　王某，42 岁，出租车司机，体态肥胖，有高血压、高血脂，每天吸 1 盒烟。半年前，患者在工作中突然出现胸闷、胸痛的症状，到本院就诊，诊断为急性心肌梗死，右冠状动脉闭塞。当时给予植入支架治疗，手术顺利，血管开通，患者好转后出院。半年后患者再次因胸痛入院，进行冠状动脉造影检查，发现患者右冠状动脉血管完全闭塞，再次诊断为心肌梗死。因就诊及时，患者抢救成功。

　　很多冠心病患者和王某有着类似的经历，虽然成功施行了心脏支架手术，也按医嘱服了药，但因术后有些做法不当，所以导致了血管的再次堵塞。

　　1. 患者只是服药，没有注意化验指标是否达标。

王某第一次完成心脏支架手术后，症状消失，自觉已经痊愈，只要按时服药就可以了，并没有定期复诊。

对心肌梗死患者来说，定期复查非常重要，一方面可以检查是否出现药物不良反应，如他汀类药物导致的转氨酶升高、阿司匹林导致的出血等；另一方面可以监测生化指标是否达标，如患者虽然服着他汀类药物，但是低密度脂蛋白胆固醇一直处于2.4mmol/L以上，未达标，则需调整药物治疗。

2. 患者只是服药，未重视危险因素的控制。

在第一次心肌梗死治疗好转出院后，医生就告诉王某一定要控制危险因素，要少吃盐、不喝酒、戒烟、多运动。但是出院后，王某就把医生的话抛到脑后，自己也有借口，说每天开出租车，大部分时间是坐着的，哪有时间运动；另外，开出租车非常累，怕自己犯困，就得吸根烟提提神，晚上也要喝点酒放松一下。

每个人的生命都只有一次，并不是每次都能那么幸运，工作可以更换，但不能赌命。心肌梗死后导致血管堵塞的危险因素必须要控制，并按时服药。

总之，冠心病、心肌梗死并不是植入支架、按时服药就万事大吉了，引起血管堵塞的危险因素必须控制，这样才能防止悲剧发生！

病 例

心脏支架植入成功后总是胸痛，到底是怎么回事？

老王是一名63岁的男性患者，3个月前突发持续性胸痛，入我院就诊，经检查诊断为急性心肌梗死，及时给予心脏支架植入治疗后保住了性命，好转后出院。病愈出院本该是件值得庆贺的好事，但对老王来说竟成了噩梦的开始。

回家休养的老王按照医嘱坚持服药，但没过多久他常感胸痛，曾2次夜间拨打120急送至我院救治，然而各项检查指标均无异常。医生宽慰老王说："您的身体没什么事，回去好好服药，好好休息。"出院后，患者的胸痛症状并没有缓解。此后的3个月，患者辗转本地、外地多家医院，做了大量检查，甚至做了心肌核素扫描，均未发现异常。老王对此表示非常苦恼，家人指责他是装病，他自觉没有人理解他，也没有人在意他，自己的生活失去了意义。

2周前，老王又回到我院，经过周医生的详细询问，了解到患者病情及就诊经历，周医生给患者做了焦虑抑郁量表评估，发现老王处于严重的焦虑、抑郁状态。周医生立即请院内的心理康复师给老王做了心理疏导并辅助药物治疗，2周后患者胸痛症状完全消失。

　　由此可见，老王的胸痛症状并非心肌缺血所致，而是因他患上了严重的心理疾病。据调查，平均每5个初次住院的心肌梗死患者，就会有1个患上焦虑症或抑郁症。焦虑或抑郁状态会导致患者频繁就医、社会功能受损、依从性下降、死亡率上升等不良后果。因此，心肌梗死患者的心理问题非常值得我们重视。

　　当患者出现心理问题时，治疗方法主要有以下几个：

　　1. 多社交、找爱好

　　心理疾病治疗最重要的环节是自我调节，找到情绪宣泄的途径，从而促进自身恢复心理健康，建议多和家人、朋友一起生活、旅游，避免独居，培养兴趣爱好，多参加一些团体活动。

　　2. 严重患者可以辅助药物治疗

　　目前的研究成果表明，舍曲林、西酞普兰对心血管无毒副作用，因此被推荐为冠心病伴发焦虑抑郁患者可使用的安全有效药物。有些中成药物，如芪参益气滴丸，对缓解轻度抑郁或焦虑有一定的辅助作用。

　　3. 有氧运动

　　患者可以进行家庭自主式运动，遵循的原则为循序渐进、量力而行，运动形式可以根据患者的喜好而定。如果有条件，患者应到有心脏康复中心的医院，制定运动处方，在安全运动强度下进行规律的有氧运动。

冠心病的治疗——药物篇

💜 阿司匹林

阿司匹林是到目前为止世界上最常用、使用时长最长的一种冠心病治疗药物。多年来，阿司匹林在心血管疾病治疗方面得到了广泛认可。当前，我国已将低剂量的阿司匹林（75～100mg/d）用于心血管疾病的一、二级预防，并写入《中国心血管病预防指南》。

1. 阿司匹林有什么作用

阿司匹林在目前的心血管疾病防治中被广泛应用，它最重要的作用是抗血小板聚集、防止血栓形成，也就是大家常说的"防止血液黏稠"。因为血小板在促进血管粥样硬化、管腔狭窄、血液凝聚、血栓形成及进行性发展的过程中起到非常重要的作用，所以抑制血小板聚集可预防血栓形成，减少或避免在狭窄的血管内形成血凝块，堵塞血管。

2. 哪些人需要长期口服阿司匹林

（1）已经确诊的冠心病或脑梗死患者，特别是已经植入支架、搭桥术后的患者，需要终身服用阿司匹林；

（2）阿司匹林一级预防，是指患者虽未出现心血管疾病但存在患心血管疾病的危险因素，应服用阿司匹林预防心血管疾病的发生。

另外，有高龄、高血压、糖尿病、高脂血症、肾功能不全等多种危险因素的患者，建议到医生处就诊，做血栓及出血风险评估后，确定是否需要长期口服阿司匹林预防心血管疾病。

3. 长期口服阿司匹林是否安全

长期服用阿司匹林的危害主要有2个：一个是对胃肠道的直接损害，如导致消化性溃疡；另一个是增加出血风险。实际上，服用阿司匹林导致严重消化道损伤的概率较低，尤其是服用肠溶阿司匹林，大大降低了阿司匹林所致溃疡病的发生率。有研究显示，平均每5 000例接受阿司匹林治疗的患者中出现1例呕血，而阿司匹林治疗的每1 000例患者中，每年就有19例严重心血管事件被阻止。因此，有适应证的患者服用阿司匹林利远大于弊，不能因噎废食。

4．哪些人服用阿司匹林要慎重

（1）对阿司匹林过敏的人群；

（2）有过溃疡、血液系统疾病或有脑出血病史的患者以及长期服用镇痛药的患者。

5．阿司匹林什么时间服用最好

一般6～10点是心血管疾病的高发时间，为了达到治疗和预防心血管疾病的目的，通常建议早上服用阿司匹林。不同的阿司匹林剂型，服用方法不同。

（1）肠溶片建议空腹服用

晨起空腹服用阿司匹林肠溶片，效果最好。

阿司匹林肠溶片具有耐酸而不耐碱的特性，若餐前服用，由于空腹胃内酸性环境强，药物不易溶解；若餐后服用，食物缓解了胃内的酸性环境，胃液的酸碱度提高，药物会在胃内溶解，增加胃黏膜损伤风险。空腹服用后，胃排空速度快，药物在胃内停留时间短，可直接进入肠道，减少对胃黏膜的损伤。

（2）普通制剂建议餐后服用

阿司匹林的普通制剂建议餐后服用，目的是通过食物减少阿司匹林对胃肠道黏膜的直接损伤。

注意：无特殊情况下均建议服用阿司匹林肠溶片。

6. 阿司匹林有哪些不良反应

（1）过敏反应

对阿司匹林过敏的人服用此药后会发生皮疹、血管神经性水肿及哮喘等过敏反应，其发生率约为20%，其机制尚不清晰，严重者应及时就医。

（2）胃黏膜损伤

阿司匹林可引起胃黏膜糜烂、出血及溃疡等。多数患者服用阿司匹林数天，即见大便隐血试验阳性；长期服用阿司匹林者，溃疡病发生率高。

（3）血液系统功能障碍

阿司匹林能抑制环氧酶的活性，减少凝栓质A2的形成，阻止血小板聚集，使其不易放出凝血因子。有严重出血倾向者应到医院及时就诊。

7. 服药期间出血怎么办

若是轻微出血，如瘀点、牙龈出血等，患者无须紧张，药量无须调整，继续服药观察即可；

若是可以止住的小出血，如流鼻血等，出血当天可以暂停服用药物，观察出血停止后再继续服用；

若是自己无法止住的中度及以上的出血，如呕血、咳血、大便出血等，需要到医院就诊，请医生根据患者的身体情况调整用药方案，患者切不可擅自停药。

注意：植入支架1年内的患者，切不可擅自停用抗血小板药物，否则有形成支架内血栓进而导致心肌梗死的风险，如必须停用，则需咨询医生。

8. 服药期间需要手术怎么办

血小板寿命为7～14天，每天约更新总量的1/10，即10天血小板全部换新一次。因此，至少停用阿司匹林7天，血小板才能基本恢复正常。如果决定手术，建议在停药7天之后进行。

❤ 他汀类药物

他汀类药物是防治心血管疾病的基石，可以稳定斑块，防止血管进一步狭窄或斑块破裂，防止心肌梗死等危险发生。所以，很多患者会问："我可不可以通过服用他汀类药物来预防心血管疾病？"

需要提醒大家注意的是，他汀类药物不是保健品，药物都会有不良反应，因此需要有适应证才可以服用。

什么情况下应该服用他汀类药物

一般来说，有以下7种情况的患者可以服用他汀类药物：

（1）有心血管疾病如冠心病、心肌梗死、脑卒中的患者以及心脏支架术后患者；

（2）无论是否有心血管疾病，低密度脂蛋白胆固醇＞4.9mmol/L的患者；

（3）颈动脉或下肢动脉血管狭窄>50%的患者；

（4）男性年龄>45岁或女性年龄>55岁，且低密度脂蛋白胆固醇>2.6mmol/L的高血压患者；

（5）患有糖尿病，且低密度脂蛋白胆固醇>2.6mmol/L的患者；

（6）患有慢性肾病（Ⅲ期或Ⅳ期），且低密度脂蛋白胆固醇>2.6mmol/L的患者；

（7）如果患者没有任何疾病，只是血脂、胆固醇轻度增高，建议通过3个月的规范生活方式来调整，如运动、控制饮食、减重、戒烟后，复测血脂，如果低密度脂蛋白胆固醇仍然高于3.4mmol/L，则可服用他汀类药物。

如何选择他汀类药物

目前，市场常见的他汀类药物有7种：氟伐他汀、匹伐他汀、洛伐他汀、普伐他汀、辛伐他汀、瑞舒伐他汀和阿托伐他汀。其区别如下：

1. 降脂强度不同

目前研究显示，降脂效果最强的是瑞舒伐他汀。5mg瑞舒伐他汀的降脂效果相当于20mg阿托伐他汀、40mg

匹伐他汀、80mg洛伐他汀、80mg普伐他汀、40mg辛伐他汀。

2. 不良反应不同

对肾脏的影响：阿托伐他汀对肾功能的损伤最小，慢性肾病Ⅰ～Ⅳ期患者无须减量应用；

对肝脏的影响：瑞舒伐他汀经过肝、肾脏双通道代谢，对肝功能的影响最小，有肝病的患者可选择瑞舒伐他汀；

对血糖的影响：匹伐他汀和普伐他汀对血糖的影响较小，更适合糖尿病患者，其他他汀类药物对血糖影响较大；

对肌肉的影响：氟伐他汀和普伐他汀的肌肉损伤风险最低，如果出现肌肉损伤症状可以尝试更换为氟伐他汀、普伐他汀。

3. 代谢途径不同

辛伐他汀、洛伐他汀、阿托伐他汀通过CYP3A4代谢酶来代谢。此代谢途径为大多数心血管系统药物的共同代谢途径，如果患者同时服用较多心血管系统药物，应尽量少选上述他汀类药物。

匹伐他汀、瑞舒伐他汀、普伐他汀通过非CYP3A4代谢途径来代谢。如果患者同时服用较多心血管系统药物，可选择上述他汀类药物，避免药物相互作用。

4. 服药时间不同

瑞舒伐他汀、阿托伐他汀为长效他汀类药物，早晚均可以服用。

氟伐他汀、匹伐他汀、洛伐他汀、普伐他汀、辛伐他汀应每日晚上睡前服用。

服用他汀类药物多长时间需要复查

刚开始服用他汀类药物时，患者应在6周内复查血脂、转氨酶及肌酸激酶。

如果血脂达标，无不良反应，往后可6~12个月复查一次；

如果血脂没有达标，但未出现不良反应，往后应每3个月复查一次；

如果出现转氨酶超出正常值3倍以上等严重不良反应，应立即停药，且每周复查一次转氨酶，直到数据正常。

长期服用他汀类药物出现不良反应怎么办

对肝功能的影响

所有的他汀类药物都有使转氨酶轻度升高的不良反应，一般出现在治疗开始后的3个月内，升高幅度为0.5%～2.0%。服用他汀类药物超过3个月没有出现转氨酶升高的患者，耐受性较好，一般不会出现转氨酶升高的不良反应。在所有他汀类药物里，阿托伐他汀、洛伐他汀和辛伐他汀对肝功能影响最大，其不良反应与服用的剂量呈相关性。

当服药后出现转氨酶升高的不良反应时，转氨酶不超过正常值的3倍，观察即可；超过3倍可以减小药量，或者在医生的指导下更换对肝脏影响较小的药物，如瑞舒伐他汀等。

对肌肉的影响

有研究显示，他汀类药物导致肌肉损伤症状的发生率为0.1%～0.2%，而患者知道自己服用他汀类药物时，肌肉损伤症状的发生率为7%～29%，这说明服药后出现肌肉损伤症状的很大一部分原因是患者主观过于担心不良反应。他汀类药物导致的肌肉损伤症状一般发生在服用他汀类药物的4～6周内。超过6周未出现不良反应，则提示患者耐受性较好。

对血糖的影响

空腹血糖小幅升高与部分他汀类药物有关。有分析显示，长期服用他汀类药物可使每1 000名患者中，增加1名糖尿病患者，但预防了5名患者出现心血管事件。而大多数试验结果表明，他汀类药物仅仅是升高了糖化血红蛋白，不会增加患者糖尿病的症状。

当服用他汀类药物出现血糖异常时，患者可在医生的指导下更换对血糖影响较小的他汀类药物，如普伐他汀、匹伐他汀。

对肾功能的影响

除了亲水的普伐他汀和瑞舒伐他汀需经肾代谢，其他他汀类药物均经肝脏代谢。目前暂无证据证明他汀类药物会导致肾损伤，甚至有研究显示他汀类药物可以保护肾脏。

但是，肾功能不全的患者服用他汀类药物时，需检测肾功能，计算肾小球滤过率，来核定他汀类药物应用剂量。

他汀类药物与脑卒中

目前研究显示，有脑卒中史的患者服用他汀类药物后出血性脑卒中风险略有增加，但大量循证医学研究并未证实低密度脂蛋白胆固醇降低与脑出血风险增加相关，且有研究显示，他汀类药物每使低密度脂蛋白胆固醇降低 1mmol/L，缺血性脑卒中的风险降低 26%。所以，有脑卒中史的患者可正常服用他汀类药物。

他汀类药物可以隔一天服用一次吗

建议患者一般不要这样做。减少用药次数或者用药量会降低治疗强度，胆固醇水平会再次升高，心血管会重新受到威胁，并会增加动脉粥样硬化发生的概率。

他汀类药物必须晚上服用吗

大部分医生会告诉患者，他汀类药物应该在晚上睡前服用。这主要是因为人体合成胆固醇的羟甲基戊二酰辅酶A（HMG-CoA）还原酶在夜间活性最高，夜间服用他汀类药物后，血药浓度高峰正好处于胆固醇合成酶活性最高的时刻，可起到更大的抑制作用。

然而，并不是所有的他汀类药物都需要夜间服用，如阿托伐他汀、瑞舒伐他汀。因为阿托伐他汀半衰期为14小时，瑞舒伐他汀半衰期为19小时，超长的半衰期足够长时间抑制胆固醇合成酶的活性。研究发现，早晨或夜间服用阿托伐他汀、瑞舒伐他汀，药效无差异；夜间服用阿托伐他汀，药效反而更低。

❤ 硝酸甘油

胸痛时这样用硝酸甘油，可能会致命

周医生看过一篇医学科普文章，主要内容是胸痛时患者如何使用硝酸甘油。文章中说，如果患者在家中出现胸痛症状，应立刻舌下含服1片硝酸甘油；5分钟后不缓解，再含服一次；再过5分钟还不缓解，再含服一次；5分钟后仍不缓解，应立刻拨打120急救电话。

这里面有2处错误：

1. 要注意硝酸甘油的服用次数

硝酸甘油可以扩张冠状动脉，改善心肌缺血，在心绞痛发作时，舌下含服确实可以迅速起到治疗效果。有研究显示，舌下含服硝酸甘油，1分钟左右即可起效，3~5分钟达到最大效果，服药后作用时间可以持续10~30分钟。

虽然很多文章里都说患者含服1次效果不好时，可以再次含服，15分钟后如果症状仍然不缓解，建议就医。但周医生建议，如果舌下含服硝酸甘油1片，5分钟内症状不缓解，就不要尝试含服第二片了，应立即拨打120到医院就诊。

理由是：（1）国外的一项流行病学调查研究显示，如果心绞痛患者出现胸痛症状，含服硝酸甘油持续5分钟以上不缓解，有90%的概率患者已经发生了急性心肌梗死；（2）硝酸甘油起效迅速，如果舌下含服1片，5分钟内症状不缓解，再次含服硝酸甘油缓解症状的概率非常小。因此，时间就是生命，不要浪费时间去等待症状缓解，及时就医，保证生命安全才是最要紧的。

2. 不能一出现胸痛症状就服用硝酸甘油

很多冠心病特别是急性下壁心肌梗死的患者，常常伴有血压下降甚至心源性休克，如果在不知道自己血压是否降低的前提下，含服硝酸甘油可能会进一步降低血压，加重病情。正确的做法是，当出现胸痛症状时，如果身边有血压计，要先测量血压，在不低于100/60mmHg的前提下可以尝试含服硝酸甘油，以免错误治疗，加重病情。

在此周医生详细讲解一下使用硝酸甘油的注意事项：

（1）服药方式：硝酸甘油应舌下含服而不是口服，舌下含服硝酸甘油可以使药物通过舌下静脉迅速入血。口服则会先经过胃的吸收、肝脏的代谢再入血，起效变慢，同时会有一部分药物被肝脏消除掉，即药效被降低。

（2）服用硝酸甘油时的体位应为半卧位，避免服药后快速变动体位，防止发生直立性低血压。

总之，硝酸甘油确实是缓解心绞痛非常有效的药物，但错误使用有时会适得其反，希望引起患者注意。

❤️ 哪些心脏病常用药不能 与中药同时服用

在临床上经常会遇见患者正在服用中药的情况，患者也会经常问医生："我服用的中药影不影响你治疗啊？"中药治疗与心内科医生的常规治疗到底有冲突吗？

1. 阿司匹林

下述中药成分可能会与阿司匹林产生相互作用，请各位患者注意：

① 白芍：实验证明，含有白芍成分的中药与抗血小板聚集的药物如阿司匹林联用时，有增加出血的风险，故应避免联用。含有白芍成分的药物有丹栀逍遥丸、红花逍遥丸、三九胃泰颗粒、金香舒肝片等。

② 甘草：含有甘草成分的中药与水杨酸类药物联用时，可增加消化系统疾病的风险或加重消化系统疾病；含有甘草成分的中药与阿司匹林联用时，可加重刺激胃肠黏膜炎性水肿，因此应避免二者联用。含有甘草成分的药物有加味左金

丸、舒肝颗粒等。

③ 青皮：青皮为含酸的中药，与阿司匹林联用时会发生中和反应，影响药物吸收，降低疗效。

2. β受体阻滞剂

比索洛尔、美托洛尔、普萘洛尔均经过CYP2D6[①]系统代谢，中药牡丹皮、黄连、大黄、羌活也经过CYP2D6系统代谢，上述中西药成分联用时会增加β受体阻滞剂的血药浓度，故应避免联用。

3. 调脂类药物

阿托伐他汀等调脂类药物需要经过CYP3A4系统代谢，会与相同代谢途径的中药五味子、吴茱萸、羌活、白芷产生相互作用，调脂类药物代谢将受到不良影响，血药浓度升高，故应谨慎联用。

4. 硝酸酯类药物

① 硝酸酯类药物与含有葛根素成分的中药联用可能造成患者心率、血压下降，应谨慎联用；

② 华山参片中的华山参有阻断M受体（毒蕈碱型受体）

① 与前文中的CYP3A4同属肝脏中的一种药物氧化代谢酶，大量的常用处方药经它代谢。——编者注

的作用，可使舌下含化的硝酸甘油崩解减慢，影响药物吸收，故不能联用；

③ 硝酸酯类药物与中药复方丹参、川芎嗪、参麦注射液均有协同作用，且上述中药能够对抗硝酸酯类药物耐药性，适合联用。

5. 抗凝药

① 肝素类药物与当归、三棱中药制剂联用时，可产生过度抗凝的效果，应避免联用；

② 香豆素类抗凝药如华法林，禁与含有缬草成分的中药如复方缬草酊、复方丹参糖浆联用，缬草可减弱香豆素类抗凝药物药效，故均应避免联用。

🖤 控释片和缓释片到底 有什么区别

很多患者在买药时经常被同一成分药物的不同剂型给"弄晕了"，如降压药硝苯地平，在药店中会出现硝苯地平控释片和硝苯地平缓释片2种剂型。它们到底有什么区别？哪一种更好？这一讲，周医生就重点聊一聊这个话题。

控释片

即控释制剂，是指药物能在规定的介质内，按要求缓慢地恒速释放药物的制剂。控释片使药物的释放更加具有可预见性，不受胃肠道动力、pH值、患者年龄以及是否与食物同服等因素影响。

控释片由膨胀室、可推动的隔膜、药物，以及有激光打孔的半透膜组成。进胃后，膨胀室好似吸水的海绵，吸收胃内水分后匀速膨胀，然后通过隔膜把药物从释药孔中缓慢恒速推出。

控释片特点：恒速释放药物，药效平稳，但不能嚼碎、掰断服用，否则将破坏药片整体结构，使全部药物迅速释放，造成不良后果。

缓释片

即缓释制剂，是指药物能在规定介质内，按要求缓慢地非恒速释放药物的制剂。一般药物释放浓度为先多后少，且药代动力学易受胃肠道环境，如胃肠道动力与排空速度、胃肠道 pH 值、是否与食物共同服用、患者年龄等的影响，血药浓度的可预见性较差。

缓释片特点：释放药量先多后少，非恒速释放，部分缓释片可以掰断服用。

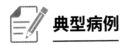 **典型病例**

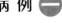 **病 例 一**

不了解阿司匹林就开始服用，太危险了

60岁的张大娘因出现心慌、乏力的症状到我院门诊就诊，经初步检查发现，患者面容憔悴、口唇苍白、心率增快；检查患者心电图，提示窦性心动过速；检查患者血常规，血红蛋白为68g/L，小于正常值110g/L；检查患者便潜血，结果呈阳性，由此诊断，患者心慌、乏力症状为消化道出血导致的贫血所致。

追问患者病史发现，患者平日身体健康，并没有心血管疾病及高血压、糖尿病等，半年前听朋友说，年纪大了应该服用点阿司匹林预防心血管疾病，所以每天饭后服用阿司匹林100mg。患者由于没有阿司匹林适应证，又因服用方法错误，导致不良反应——消化道溃疡、消化道出血发生。

阿司匹林是一把"双刃剑"，既是治疗心血管疾病的基石用药，可以降低疾病发生率及死亡率，同时具有出血的风险，所以是否能够服用阿司匹林，应让医生评估后决定。

病 例

服用他汀类药物时，千万别吃这种水果，否则不良反应会加倍

王大娘是周医生的一个老患者，患冠心病已有8年多，他汀类药物服用了6年多，从来没有出现过肝功能异常的不良反应，可最近一次的体检结果却显示王大娘的肝功能出现了损伤。经过详细询问该患者病史发现，此次体检前王大娘家里买了很多西柚，王大娘每天都吃一些，而王大娘的肝功能异常正是吃西柚所导致的他汀类药物不良反应增加。

研究显示，西柚中含有呋喃香豆素等化学物质，这些化学物质会影响他汀类药物的分解代谢，加重他汀类药物的不良反应。酒精也有此不良影响。

所以，正在服用他汀类药物的患者，不要吃西柚，也不要饮酒，以避免发生不必要的不良反应。

其他心脏问题

♥ 房颤

大家是否有过心跳时快时慢、强弱不等的时候？如果有，那么您很可能有房颤的症状。

什么是房颤

房颤是心房颤动的简称，主要表现为心脏跳动时失去正常、规整的节律，患者可能存在心慌、气短、胸闷、呼吸不畅、疲劳、眩晕等不适症状。诊断房颤最有效、最简单的办法是做心电图。

房颤有哪些类型

阵发型：每次发作持续数秒到数天不等，可自动转复为窦性心律。

持续型：每次发作持续数周到数年不等，予以治疗可转复为窦性心律。

永久型：又称慢性房颤，因多种原因不能复律。

特发型：指查不出相关因素的病变，可能与遗传有关。

房颤有什么危害

脑卒中：血液在心脏内湍流进而形成血栓，血栓游移至脑，导致卒中。房颤患者的脑卒中风险比无房颤人群高5倍。

心力衰竭：房颤使心脏射血功能减少20%～30%，可能引发充血性心力衰竭，产生疲劳、气促是心力衰竭常见的征象。

心肌纤维化：一旦发生房颤，心房内将迅速发生一系列级联反应，最终导致心肌纤维化。

活动能力下降：老年群体中，伴有房颤者与无房颤者相比，身体活动能力下降幅度更大。

引起房颤的原因有哪些

心源性（与心脏病有关）：高血压、冠心病、心肌病、心力衰竭等。

非心源性（与心脏病无关）：慢性肺部疾病、缺氧、甲状腺功能亢进、离子紊乱、贫血等。

患者如果有上述疾病应尽早控制，避免发生房颤。

❤️ 突发室上性心动过速

在急诊工作时，周医生经常会遇到一些老患者突发心慌到医院就诊，由于经常发病，患者对自己的情况也非常了解，一进门就和医生说："我室上性心动过速发作了，给我推点药转复吧。"经过心电图检查，结果的确和患者说的一样，给予患者静推维拉帕米后数分钟，患者恢复正常心律。

对这样的疾病，患者经常会问："如果在家突然发作，我们有什么好的办法自救吗？"往往我们会给患者这样的建议——做Valsalva（憋气）动作，即深吸气后紧闭声门，再用力做呼气动作。但实际上，标准Valsalva动作成功率很低，只有5%～20%，很多患者仍需要到医院静推药物来恢复正常心律。

2015年，国际顶尖医学期刊《柳叶刀》发表的研究成果中改良了Valsalva动作，使该方法非常有效，且非常安全。

具体实施方法如下：

一、患者取半卧位；

二、取一只10mL注射器（压强大约40mmHg），让患者吹15秒；

三、立即让患者取仰卧位并抬高下肢45°～90°维持15秒；

四、回到半卧位，维持45秒。

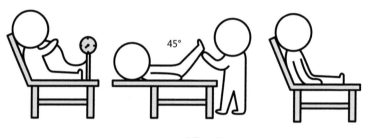

Valsalva动作示意

❤️ 心慌

每逢节假日，就有很多年轻的朋友纷纷打电话给周医生，说不知道什么原因最近经常心慌，更有甚者因为心慌而整夜失眠。心慌到底是不是病，需不需要治疗？

什么是心慌

假如在一个漆黑的夜晚，你独自走在街道上，突然从你的左侧冲出来一只小动物，此时你会有什么感受呢？没错，就是"慌"。

很多人估计都有过心慌的经历，听到激动的消息、上台表演前等，所以心慌大多数表现为心跳加速，也可表现为心律不齐，如期前收缩，或者心率较慢但自觉心跳有力。

这些心慌不用过分担心

如果偶发心慌，每次持续几秒钟，发作不频繁，尤其是年轻女性朋友，或者是过度劳累，喝茶、咖啡等刺激性食物后出现的症状，通常属于功能性的正常现象，不需要过分担心，也不需要药物治疗，调整一下生活方式，注意休息，心慌症状可逐渐消失。

这样的心慌应该警惕

如果心慌发作毫无征兆，且比较频繁，持续时间较长；或者本身患有心脏病，最近一段时间频发期前收缩、心率加快等，我们就需要警惕了，心慌可能与心脏病加重有关，建议做24小时动态心电图并及时到医院就诊，避免延误病情。

哪些原因会引起心慌

1. 休息不好、劳累、吸烟、饮酒、喝咖啡或茶等；
2. 心脏病加重，如冠心病、高血压、心肌病、心力衰竭等；

3. 由于其他系统问题，如甲状腺功能亢进、低血糖、贫血、发热感染等；

4. 由于精神系统疾病，如自主神经功能紊乱、更年期、焦虑症、抑郁症等。

总结一下：偶尔发生心慌，没有基础心脏病的朋友不用太担心，观察即可；如果患者有系统疾病，突发心慌一定要及时到医院就诊，明确诊断，及时治疗。

♥ 期前收缩

期前收缩是一种常见的心律失常症状，既可能发生在没有器质性心脏病的年轻人身上，也可能发生在患有严重心脏病的患者身上。

什么是期前收缩

期前收缩，是心脏内异位节律点兴奋性增高或形成某种折返引起的心律失常。期前收缩分为室性期前收缩、房性期前收缩、交界性期前收缩。

期前收缩有什么危害

我们的心脏每天都会有节律地跳动，心脏的跳动包括收缩及舒张，收缩会把心脏里的血射出去，将营养供给全身各个器官；舒张是保证有充足的时间让血液回流到心脏，充盈心脏，这样心脏再收缩的时候就有足够的血液射出。

期前收缩会干扰心脏的舒张时间，使心脏舒张时间过短，导致回流到心脏的血液过少，心脏再次收缩的时候不能射出足够的血液，导致器官出现缺血等临床表现。

以往大家不够重视期前收缩，目前认为长时间期前收缩会引起心力衰竭、心肌病，甚至猝死。

期前收缩有什么表现

期前收缩有很多表现，患者常诉的有：

1. 心脏要从喉咙里跳出来；
2. 心脏"咯噔"一下；
3. 胸闷、胸痛；
4. 乏力。

心脏正常工作的时候，大家是不会有感觉的，就好像我们吃过饭，胃在工作，但我们不会觉察一样。如果我们突然能感觉到心脏在工作，那就是我们的心脏出问题了。

如何判断期前收缩出现

如果感觉心脏"咯噔"一下，我们可以判断期前收缩可能出现了，但是如果我们只有胸闷或者乏力，如何与劳累后导致的胸闷、乏力相区别呢？周医生教大家3种方法。

1. 使用电子血压计测量

很多患者家中都有血压计，血压计屏幕显示包括收缩压、舒张压以及心率。出现期前收缩的时候，有些血压计会自动报警，提示心脏出现期前收缩。

2. 自测脉搏

周医生常常建议患者学会自己测量脉搏，可以将左手搭到右手上，也可以将右手搭到左手上测量，经常试着摸脉搏，一段时间后，大家就拥有了自测心脏节律的能力。如果发现脉搏跳着跳着，突然提前跳了一次，或者间隔很长时间跳一次，这很有可能是心脏出现期前收缩了。

3. 做心电图或动态心电图检查

如果频发心悸、不适，应到医院就诊，做心电图或动态心电图检查，明确诊断。

如何预防及治疗期前收缩

1. 药物治疗：治疗期前收缩需要区分房性期前收缩及室性期前收缩。

房性期前收缩可以选择洛尔类药物，如美托洛尔、比索洛尔等；室性期前收缩可以选择普罗帕酮、胺碘酮等药物，或者中药参松养心胶囊等。需要说明的是，普罗帕酮、胺碘酮不能长期服用，特别是胺碘酮，长期服用会导致肺纤维化、眼底病变等；洛尔类药物及参松养心胶囊可以长期服用，但是洛尔类药物在心率<60次/分及患者存在哮喘病史时禁止使用，参松养心胶囊有双向调节作用，心率较快或者较慢的患者均可应用（以上药物应在医生的指导下应用）。

2. 射频消融手术治疗：如果频发室性期前收缩，药物控制不好时，患者可以选择微创射频消融手术治疗。

3. 饮食：钾离子对心脏节律有稳定作用，土豆、西兰花、圆白菜、菠菜、胡萝卜等蔬菜富含钾离子，长期食用可稳定心律，降低期前收缩的发生概率。需要注意的是，饮食只是降低期前收缩发生的概率，使心脏变得更强壮，上述食物并不可以代替药物治疗期前收缩。

❤️ 心力衰竭

临床上经常遇到患者问，活动后感觉有点胸闷或者坐着就感觉喘不上气，是不是心力衰竭了？实际上，心脏病患者活动后胸闷未必都是心力衰竭，有时是心绞痛发作，有时是由于过分紧张导致神经功能紊乱的一种表现。那么，心力衰竭都有什么表现？

症状一：劳力性呼吸困难

心脏病患者典型的心力衰竭表现是劳力性呼吸困难，如平时你走100米没有什么不舒服的，不气短也不心慌，而最近一段时间活动50米后就出现喘不上气或者心跳加速的症状，活动能力明显下降，这可能就提示您出现心力衰竭症状了。

症状二：夜间阵发性呼吸困难

心脏病患者在某一段时间内，白天无症状，一到夜间睡梦中突然出现憋气、憋醒的症状，有时候出现咳嗽，并咳出非常少的清痰，需要坐起来才能感觉舒服；或者最近一段时间睡觉时需要把枕头垫得很高，才感觉舒服，这都是心力衰竭的典型表现，出现上述症状应及早就医，及早诊断、治疗。

症状三：食欲减退

老年人右心功能不好时，会表现为胃肠道淤血，引起消化不良，食欲减退。如果心脏病患者最近一段时间感觉疲乏，食欲减退，吃不下饭，很可能是出现了心力衰竭，应及时诊治。

症状四：双下肢水肿

心脏病患者如果出现了双下肢凹陷性水肿，早晨症状轻，晚上症状重，很可能是出现了心力衰竭，应到医院做相关检查诊断。

总之，心脏病患者如果出现了上述症状，很可能是发生了心力衰竭，应到医院做心脏彩超、拍胸片等检查，明确诊断，切不可认为挺一挺就过去了，延误病情诊治。

典型病例

有一种治疗心力衰竭非常有效的手段，重点是不花钱

患者梁某，男，55岁，于2016年3月在美国旅游时突发急性心肌梗死，被急送至当地医院进行冠状动脉搭桥手术治疗，尽管治疗及时，患者保住了生命，但由于心肌坏死面积较大，心功能严重减退，出现了严重心力衰竭症状，稍微活动一下就会出现胸闷、气促，而且经常从夜间睡眠中憋醒。患者病情略稳定后回国继续改善心功能治疗，尽管用了很多药物控制心力衰竭，但效果一般，2022年5月在某三甲医院做心脏彩超检查，显示射血功能28%。患者本人情绪非常低落，认为人生从此暗淡无光。

后来患者辗转到周医生这里就诊，经全面检查患者情况，周医生觉得改善患者现有情况是比较困难的，但还是详细制订了患者的治疗方案，可喜的是，患者经过7个月的治疗再次做心脏彩超检查，显示射血功能达到了58%，胸闷、气促症状明显缓解。

到底是什么有效地改善了患者的心脏功能？

答案是，合理运动。

患者就诊后，周医生给患者做了心肺运动试验，评估了患者的最大安全运动量，然后根据测得的指标，在患者原有药物治疗的基础上增加了有氧运动。经过7个月的药物治疗加上康复运动治疗，患者的心功能最终得以明显改善，一般生活无不适。

第三章
养成良好生活习惯，
远离谣言

❤️ "睡"得不对，将影响你的心血管健康

　　"姿势不对，起来重睡"，大家可能都听过这句玩笑话，虽然是句玩笑，但也有一定的医学道理。正常人每天大概有1/3的时间用来睡眠，但是错误的睡眠方式、睡眠时间、睡眠质量，将严重影响大家的健康，甚至会造成心、脑及血管的严重损害。

睡眠过少

　　熬夜可能是很多年轻人的基本睡眠特征，大家一边看着熬夜会发生猝死的科普知识，一边迫于工作压力、生活习惯等原因继续加班、玩手机，特别是周末，有时一不小心就熬到了天亮。

　　2019年《美国心脏协会杂志》的一项研究告诉我们，与睡眠时间6～9小时的人相比，每晚睡眠不足6小时的人患心

脏病的风险高出20%。

睡眠过多

睡眠过少对身体有害，那多睡一点是不是能降低心血管疾病风险呢？研究表明，睡眠时间超过9小时的人患心脏病的风险高出34%。另一篇文章也显示，睡眠超过9小时，心血管发病风险将增加17%；超过10小时，更飙升到41%。所以，没事就睡个昏天暗地的方式真的不可取。

间断睡眠

有人开玩笑说："睡得多、睡得少都有害，那我间断着睡怎么样？"你别说，还真有这样的人群，那就是医护人员。在值班的时候，医护人员每每刚睡着，总是被"及时地叫醒"，处理完患者的事情后，又继续睡觉。《自然》杂志的研究显示，与那些睡眠质量好的人相比，那些睡眠期间频繁醒来的人，全身动脉粥样硬化斑块形成的风险增加34%。而动脉粥样硬化正是心肌梗死、心血管疾病的元凶。

开灯睡觉

　　开着灯或者开着电视睡觉可能是一些人的习惯，很多人即使困了也不愿意到床上好好睡一觉，正应了某视频里说的那样："不是不困，就是想再等等，至于等什么呢，不知道。"可等着等着就开着灯睡着了。科研人员对43 722名女性进行了5年左右的随访，发现睡觉时开着灯或开着电视的人体重增加5kg以上的机会增加17%。当你为了减肥不断地努力节食、运动时，一个小小的举动，就让你功亏一篑。

午睡时间超过1小时

　　很多人认为，午睡有益健康，可以帮助降血压、增强记忆力、提高免疫力、消除疲劳、恢复精力等。很多老年人都有午睡的习惯。

　　实际上，午睡是否有益健康，一直以来并没有太多的数据证实，也没有什么定论。

　　2020年欧洲心脏病学会年会上，广州医科大学的潘哲教授等人发表了一项调查结果，调查分析显示，对每晚睡眠很充足（睡眠超过6小时）的人来说，每天午睡时间超过1小时，全因死亡风险增加30%，患心血管疾病风险增加34%；如果午睡时间不超过1小时，则对心血管疾病风险无影响。但研究也显示，午睡时间无论长短均会使死亡风险增加19%，尤其是在女性及老年人中关联性更强。

而早在2016年，美国的一项研究表明，午睡时间超过90分钟，会增加代谢综合征的患病风险，可能引发糖尿病。日本也做过相关研究，结果显示，午睡时间超过1小时，2型糖尿病患病风险会增加46%。

一些实验认为，长时间的午睡会导致大脑中枢神经促使脑组织毛细血管关闭时间过长，使体内代谢过程减慢，导致睡醒后全身不适，而且感觉疲惫。对失眠的人来说，午睡会减少晚上的睡眠动力，导致夜晚更加焦虑，不易入睡。

对午睡的建议

1. 如果是没有午睡习惯，且夜晚睡眠充足的人，不建议养成午睡习惯；

2. 如果需要午睡，时间不宜超过1小时；

3. 不宜吃得过饱后午睡以及饭后立刻午睡，建议饭后至少半小时后再午睡；

4. 不建议趴着睡，没有条件午睡的上班族可以选择使用护颈枕仰睡；

5. 睡醒后不要立即站立，特别是老年人。

总之，睡眠不像你想的那么简单，睡眠对生命真正的意义体现在对身体机能的修复上。在睡眠期间，身体的大部分系统处于合成代谢状态，这有助于恢复免疫、神经、骨骼和肌肉系统，进而维持人体的各种功能。所以，大家一定要重视睡眠，才能远离疾病。

💜 心脏病遇上高尿酸，该怎么办

很多人在体检中经常发现自己血尿酸增高，由于不一定存在临床症状，大多数人可能会不以为然。很多人觉得血尿酸增高仅仅会得痛风，又觉得少吃点海鲜、少喝点啤酒就会自然恢复，可事实真的是这样吗？

高尿酸的危害

目前认为，无论男女，非同日2次检测血尿酸超过420μmol/L，即被称为高尿酸血症。由于过多的血尿酸沉积在关节处，诱发炎症反应，导致痛风，这是很多人了解的常识。实际上，长期血尿酸增高会有更多危害。

1. 肾病、肾结石

长期高尿酸会引起尿酸性肾结石，从而引起肾组织损伤，出现蛋白尿、水肿等。

2. 心血管系统疾病

高尿酸会破坏血管内皮细胞，引发血管损害，诱发高血压、心力衰竭、心肌梗死。

3. 糖尿病

高尿酸可以增加胰岛素抵抗，诱发糖尿病及其并发症。

哪些因素会诱发血尿酸增高

1. 与遗传有关（占少数）；

2. 饮食因素，如长期吃动物内脏等高嘌呤食物、喝啤酒。

很多人可能会问，不吃海鲜、不喝酒为什么血尿酸还会增高？实际生活中有一个重要而且容易被忽略的因素，那就是果糖摄入过多，这也是很多小孩患有高尿酸的原因。

美国波士顿研究人员发现，每天喝一杯橙汁，痛风风险增加41%；一罐含糖饮料，可以使女性痛风风险增加70%。

果糖普遍存在于水果和蜂蜜中，果糖被摄入体内后，可直接分解成尿酸，同时果糖会减少肾脏对尿酸的排泄。

3. 一些药物会影响尿酸代谢，如阿司匹林、β受体阻滞剂、利尿剂等。

如何降低尿酸

1. 养成健康的生活习惯，合理饮食、少喝酒、多喝水、加强锻炼、控制体重。

2. 如果血尿酸≥540μmol/L或者血尿酸≥480μmol/L合并有下列症状之一：高血压、脑卒中、冠心病、心功能不全、尿酸性肾结石、肾功能损害，应该启动药物治疗。当然，血尿酸也不是越低越好，血尿酸<180μmol/L会导致帕金森病。

患心脏病需长期服药，有高尿酸血症怎么办

1. 患有高尿酸血症，阿司匹林需要停吗

目前很多医生针对这个问题采取的态度是权衡利弊，以治疗心脏病为主，需要服用阿司匹林的患者可以继续服用，监测尿酸即可。

但周医生不建议采取上述做法。首先，小剂量服用阿司匹林会使尿酸增加15%以上，长期尿酸增高对心血管系统非常不利；其次，阿司匹林并非不可替代，如植入支架的患者

可以用西洛他唑与氯吡格雷双联抗血小板聚集，如果只是单纯的冠心病，完全可以用氯吡格雷替代阿司匹林。

2. 以下心脏病药物可以降尿酸

氯沙坦、非诺贝特、阿托伐他汀等药物对尿酸有促进排出的作用，所以正在服用上述药物的患者即使尿酸增高也无须调整。

（提示：药物调整需在医生的指导下进行。）

❤ 不要乱补维生素了，有害

"大夫，我年纪大了，给我打点钙针吧，老年人都缺钙。""大夫，听说只补充钙不吸收，还得补充点维生素D吧？"这是在临床上很多患者经常对医生说的话。

在平时生活中，似乎有很多人经常补充各种维生素，以维持健康或延长寿命。那么问题来了，补充维生素真的有用吗？

美国的一项有3万余人参与的研究给了我们答案：服用保健品并不能延长寿命，反而可能有害。该研究一方面发现从食物中摄入足够的维生素A、维生素K、镁、锌和铜的受试者全因死亡和心血管疾病死亡率降低；另一方面发现每日摄入超过1 000mg的钙，癌症相关死亡风险增高，而且如果摄入的过量钙来源于保健品，则关联性更强，不缺乏维生素D但补充维生素D的受试者，全因死亡风险也增高了。

《加拿大医学协会杂志》报道过一个病例，一位54岁的男士，在东南亚旅行后，因血肌酐升高而就诊，经检查诊断为肾脏衰竭。检查发现，该男士并无维生素D缺乏史，但为了健康每日服用8～12滴维生素D（总计8 000～12 000IU），服用时间长达两年半。在此次为期2周的旅游中，该男士每日还花6～8小时进行日光浴。最终确定其肾脏衰竭的原因为大量补充维生素D导致的中毒。

维生素D中毒可引起多种症状，但大多未能引起注意以致延误治疗。这些症状包括疲劳、高血压、尿频、意识模糊和瘙痒。

周医生提醒：不缺乏维生素的人群不要乱服保健品，以免增加心血管疾病及死亡的风险；如果缺乏维生素应尽量食补，或遵医嘱补充，切忌认为维生素无害，没事就吃几粒。

❤ 含糖饮料"威胁生命"

很多人喜欢奶茶、甜品，不管是在上下班的路上，还是在休息时出去逛街，总喜欢在手中握一杯奶茶，但是，长期摄入含糖饮料会"威胁生命"，这并不是危言耸听！

哈佛大学公共卫生学院的研究团队发表在《循环》杂志上的研究成果显示：有一些人特别喜爱含糖饮料，平均每人可以一天喝2杯甚至更多，但是这些人与一个月才喝一杯含糖饮料的人相比，全因死亡风险增高21%，心血管疾病死亡风险增高31%，癌症死亡风险增高16%。更加可怕的是，女性受到的影响更甚，同样一天喝2杯含糖饮料，男性全因死亡风险增加29%，女性全因死亡风险却增加了63%！

含糖饮料是指那些添加了高热量甜味剂的饮料，包括全部的碳酸饮料、非碳酸软饮料、果汁饮料和运动饮料。

研究成果中还揭示代糖饮料并没有想象中那么安全，少量饮用影响不大，但如果喝得太多，情况就不太妙了。每天

2杯代糖饮料与全因死亡风险上升10%有关,与心血管疾病死亡风险上升15%有关。如果摄入量继续增加,死亡风险还会随之上升。

看完这些数据,是不是突然感觉生活如此艰难,什么都不让喝,那该怎么办?

答案很简单:多喝白开水!

❤ 久坐不动，心脏病风险增加

由于科技不断进步，我们的生活方式有了很大改变，出门有汽车，吃饭有外卖，体力活动减少已经成为一个全球性的公众健康问题。在全世界范围内，每年有超过500万人因为缺乏体力活动而过早死亡。我国的体力活动量下降同样非常严重。数据显示，过去10年间，我国男性总体力活动量减少了27.8%，女性总体力活动量减少了36.9%。

久坐与心脏病

发表在《美国心脏协会杂志》上的一项研究发现，如果久坐不动，即使体重指数正常，心血管疾病风险也将明显增加。

研究者发现，久坐不动的人腹部脂肪含量较高，运动时呼吸短促，腰围超标或体力活动量低于推荐的水平。研究者进一步发现，久坐不动的人心血管疾病发病风险增加29%。

久坐的其他危害

1. 每日看电视的时间每增加1小时，患糖尿病的概率增加9.2%；

2. 久坐会导致死亡风险增加24%，心血管疾病死亡风险增加17%，癌症风险增加13%；

3. 习惯久坐不动的女士，乳腺癌和子宫内膜癌风险升高1.4倍；

4. 久坐不动的时间每周超过20小时，男子精子数量降低44%；

5. 每日久坐的时间超过80分钟，慢性肾病风险增加20%；

6. 每久坐1小时，深静脉血栓形成风险增加10%。

坐多长时间不动算久坐

实际上，坐多长时间不动算久坐并没有严格定义，我们可以参考《美国糖尿病指南》的意见：所有人都应该减少久坐时间，特别是避免久坐超过90分钟。

久坐行为的其他定义：人在清醒状态时，坐姿或依靠姿势时，耗能≤1.5个代谢当量的行为超过2小时，即为久坐。（一般来说，安静地坐着和躺着只有1个代谢当量，使用电脑、写字等有1.5个左右代谢当量。）

如何避免久坐危害

活动就是"硬道理"。《欧洲心血管疾病预防指南》推荐每周至少保持150分钟的中度体力活动或75分钟的剧烈活动。《美国肾脏病学会临床杂志》上的研究表明，每坐1小时就站起来活动2分钟，能减少33%的死亡风险，而对那些患有慢性肾病的人，甚至能减少41%的死亡风险。

❤ "清淡饮食"，并非"粗茶淡饭"

心血管疾病患者就医或出院时，医生都会叮嘱"清淡饮食"，一些患者立刻开始吃粗粮、青菜，有的甚至直接吃素，做菜连油都不放。如此理解这条医嘱，真的正确吗？

研究发现，如果每日粗茶淡饭、极端素食，会造成身体营养供给以及所需热量不足、免疫力降低、认知功能退化，易导致心肌梗死、心绞痛、动脉粥样硬化等心血管疾病的发生。

医生说的"清淡饮食"并不是完全素食、不吃肉，而是要食用多样食物，合理搭配。动物性食物、蔬果类食物、调味品、食用油控制在恰当比例，尽量食用天然调味品，多蒸煮，少煎炸。

对冠心病、糖尿病、高血压以及术后人群，科学的清淡饮食是心脏功能恢复的重要因素。

1. 吃肉应以白肉为主，食用红肉时尽量吃瘦肉部分

猪、牛、羊肉属于红肉，其瘦肉部分含有丰富的优质蛋

白质以及铁元素，而其肥肉部分脂肪含量较高，不适合心血管疾病患者食用。

鱼、禽类的肉属于白肉，脂肪含量较低，特别是深海鱼含有一些不饱和脂肪酸，对心血管疾病患者和血脂异常患者有益。

2. 食用油量要少，应多样

膳食中含有的不饱和脂肪酸不足时，血中低密度脂蛋白胆固醇容易增加，产生动脉粥样硬化，诱发心血管疾病。所以，在选择食用油或其他食品时，最好选择反式脂肪酸低、不饱和脂肪酸高的。

玉米油：不饱和脂肪酸含量达到87%，富含维生素E及亚油酸，抗氧化作用强。特点：不耐高温。适合快速烹炒。

大豆油：含有卵磷脂、亚油酸。特点：不耐高温。适合快速烹炒，做面条或煲汤。

花生油：各类脂肪酸均衡，含维生素E及胡萝卜素，不饱和脂肪酸稳定。适合烹炒。

橄榄油：含80%以上不饱和脂肪酸，抗氧化作用强，有助于预防心血管疾病。适合快速爆炒，也可以凉拌。

不管选用什么种类的食用油，每天用油量应该控制在25～30g，也就是白瓷勺满满的2～3勺。

3. 天然调味、少盐少糖

研究显示，吃得太咸或太甜会导致脂质代谢紊乱，水钠潴留，甚至认知功能减退，因此清淡饮食还包括少盐少糖，尽量少用人工调味剂，多用一些天然的调味品，如葱、姜、蒜、辣椒、芥末、香叶等，不仅能提高食欲，还能减少盐的摄入量。

4. 豆、奶、蛋一个都不能少

大豆及豆制品、鲜奶、鸡蛋含天然的优质蛋白质，每天应适量摄入。有些人认为鸡蛋，特别是蛋黄含有较多的胆固醇，因此拒绝吃鸡蛋。实际上，胆固醇也不是完全没有用，它是人体新陈代谢细胞合成的重要原料，胆固醇太低将导致人体内环境紊乱，适度摄入有益健康。一般建议每日摄入豆制品200g左右，牛奶至少250g，鸡蛋1个。

💜 晚餐怎么吃有利于心脏健康

有些人认为，晚餐是一天的总结，必须重视。有些朋友下班后就开始每天的"应酬"，一些家庭在20～21点，甚至22点才吃晚餐。

美国心脏协会的一项研究称，晚餐应在18点之前进行，并且摄入能量应少于一天总能量的30%，否则将增加高血压及糖尿病的风险。

研究表明：与晚餐吃得少的人相比，那些在18点以后用晚餐，且晚餐带来的能量至少为一天总能量的30%的人，高血压风险增加23%，糖尿病前期风险增加19%。在调整生活方式、药物治疗、社会人口学特征等因素以及研究的设计问题后，进一步分析显示，18点后，每多摄入一天总能量的1%，空腹血糖、胰岛素水平以及胰岛素抵抗均会明显增高。

该研究说明：进餐时间之所以会影响健康，可能是因为它对身体生物钟产生了影响。在动物实验中，如果在睡觉等不活动时段进食，实验动物的生物钟会重设，从而改变营养代谢，导致体重增加、胰岛素抵抗以及炎症。

研究者称："我们常常建议患者怎么吃、吃什么，实际上我们更应该考虑什么时候吃以及吃多少的问题，我想大家应该避免吃夜宵了。"

所以，周医生建议大家，在保证高质量早餐的基础上，尽量不要在18点以后吃晚餐，且应少吃，这样可能会降低心血管疾病的发生概率。

❤ 寒潮来袭，如何预防心血管疾病复发

心血管疾病一年四季均有发生，但冬季特别是天气寒冷时更普遍，已确定有心脏病的患者中，猝死更容易发生在寒冷天气（温度<15.4℃）下。在东北及贵州高原地区，高血压诱发的心血管疾病更容易发生在冬季。研究表明，气温在–48℃～10℃，心血管疾病死亡率与气温之间呈线性负相关。寒冷地区气温每降低1℃，心肌梗死发生率将升高2.2%，心血管疾病死亡率升高1%，尤其是气温降低的28天内心肌梗死风险最高。

寒潮来袭，患者应注意哪些问题

1. 高血压患者：在寒冷时节或气温骤降时，患者血压会出现波动，但也不要过分紧张。患者应每天早晚增加测量血压的次数，每天3～4次，如果发现血压超出预期目标，

应到医院就诊，找专业医生调整药物，切忌自行调整。

2. 冠心病、心肌缺血患者： 如果患者没有发生胸闷、胸痛等心肌缺血症状，坚持原有治疗方案即可，无须过度补充营养物质。

3. 心力衰竭患者： 冬季及夏季血压波动、流感高发，患者注意控制血压，避免到人多的地方，避免感染诱发心力衰竭。

季节变换，生活方式应做哪些调整

1. 运动： 不建议在经常出现雾霾的户外区域戴着口罩运动，这样做不但无益反而有害。患者可以在室内做一些有氧运动，如打太极拳、练八段锦、踏步走等，如果天气较好可以到户外运动，时间尽量选在下午，避免过度运动。

2. 饮食： 应一如既往地清淡、均衡饮食，戒烟限酒，不要因为冬季而过度增加某些食物的摄入，避免加重心脏病。

3. 平常心态： 由于很多患者过度担心冬季到来时身体会出现问题，精神过度紧张，不利于疾病的康复。另外一些人盲目到医院输液疏通血管，或者应用一些偏方，这都是不可取的，平衡心态、放松心情是最佳"良药"。

❤ 这些保健方法都不靠谱，别上当了

现在很多老年人，是"每天上一当，当当不一样"，由于害怕得病，害怕给儿女增加负担，所以听信了各种养生方法，结果是钱没了，病还在！这一讲，周医生就来盘点一些常见的不靠谱的保健方法。

1. 每年疏通血管预防疾病

每逢冬季或者春节前，到医院输液的人就会特别多，因为大家认为输液可以通血管，预防心血管疾病，过个好年。

正解：刚输完液时，血管是可以得到扩张的，但是药效只有应用的那么几天，静点药物停了，药效自然没了。而且输液只能扩张血管，对已形成的斑块没有任何作用。长期输液还容易患上静脉炎等并发症。周医生建议，如果是心脏病急性期可以输液治疗，但对预防以及长期控制血管粥样硬化，输液是没有任何作用的。

2. 玉米须泡水喝可以降"三高"

很多报道称，玉米须是一味中药，长期泡水喝可以降尿酸、降"三高"。实际上，玉米须是玉米的花粉管，其中的成分很难直接作用于人体，而且大家要注意农药超标等问题。

正解：经过查找大量文献，发现少量大鼠实验提示玉米须的提纯物质有轻度降低尿酸的效果，但是玉米须泡水和提纯是两码事，而且大鼠和人也有明显区别，目前没有研究证实玉米须泡水喝可以有效降"三高"。

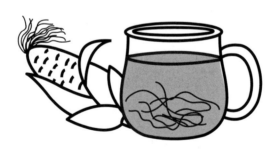

玉米须水

3. 酵素可以降"三高"

酵素实际上是一种由氨基酸组成的具有特殊生物活性

的蛋白质，如果吃到胃里会很快被胃酸分解，分解后自然无法产生降"三高"的作用，而且目前尚未有研究证明酵素对"三高"有明确疗效。

4. 按摩淋巴排毒

很多人去美容院，都会被告知"你的淋巴有点堵，要注意，长期淋巴堵、不疏通，就会得肿瘤"。于是很多人就信了，不打针，不吃药，按摩淋巴排毒有奇效！

正解：淋巴系统像遍布全身的血液循环系统一样，也是一个网状的液体系统。该系统由淋巴组织、淋巴管道及其中的淋巴液组成。淋巴液并没有毒素，而且淋巴是我们身体的防御系统，所以按摩淋巴排毒不靠谱！

💓 这些关于心血管疾病的观点，都是谣言

谣言一：胸痛时立刻含服10粒复方丹参滴丸或阿司匹林或硝酸甘油即可缓解

能够引起急性胸痛的疾病有很多，如心肌梗死、主动脉夹层、肺栓塞、气胸等。硝酸甘油有降血压的作用，如果心肌梗死合并低血压服用硝酸甘油后会加重血压降低的症状；阿司匹林为抗血小板聚集药物，可以防止血栓形成，如果胸痛是由主动脉夹层引起的，服用阿司匹林只能雪上加霜，所以出现胸痛时正确的做法是减少活动，立即拨打120急救电话。

谣言二：吴氏计算血压法更准确

网络上盛传的"吴氏计算血压法"，据称是一个叫吴鸿

安的人，应用高等数学，发现了一组高血压的计算方法，称为"吴氏计算血压法"。正常血压值的由来并不是通过公式或者某位专家"臆想"得到的，而是经过数十万例的临床试验结果来确定的数值，该数值能证实对患者的预后最有利，最大限度地减少患者由于高血压导致的心、脑、肾并发症。

谣言三：降压药有依赖性，服了就停不下来

药物依赖是指长期服用某种药物，一旦停下来，会出现某种特殊症状的现象。而大家常说的"降压药一停，血压又上来了"的情况，不是药物依赖。

高血压一旦确诊，不能治愈，需要通过药物来控制血压达标，目的是减少长时间高血压导致的心、脑、肾损害。而二级以上高血压往往不能通过改善生活方式控制血压到正常范围，需要服用药物。高血压药物停用后，不会产生类似戒断症状，但当药物代谢掉后，血压会再次上升。所以，患者一旦确诊高血压，应终身服药。

谣言四：冠心病患者不能吃蛋黄、肉

血脂异常的原因1/3由于饮食，2/3是代谢问题，所以吃

素也会得冠心病。合理饮食，荤素搭配，控制肉和蛋的摄入总量才是正解。

谣言五：长期服用阿司匹林会使血管变薄

阿司匹林有抗血小板聚集作用，对血管本身结构没有任何影响。

谣言六：生花生可以降血压，花生皮能补血

花生只是一种食物，不是药物，它不能降血压，也不能降血脂，更不能治病。

谣言七：患有心脏病应多吃深海鱼油、辅酶Q10

深海鱼油是否对心脏病患者有益尚存争议，辅酶Q10确实是心脏能量药物，但是人体利用程度有限，如果大量摄入营养物质，过多的营养物质会转变成脂肪储存在体内，引起血脂升高，反而加重血管粥样硬化。

谣言八：吃香蕉可以通便

香蕉，特别是我们吃起来有点发"涩"的那种不太熟的香蕉，含有鞣酸，这种物质有很强的收敛作用，可以吸收肠道内食物的水分，将粪便结成干硬粪便，从而导致便秘。所以，香蕉不但不能通便，而且不熟的香蕉会加重便秘。

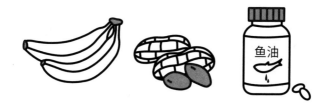

香蕉、花生、深海鱼油胶囊

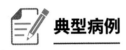

典型病例

病 例 ❶

她"酒"经沙场，却喝出了严重心脏病

中秋节过后，心内科来了一位42岁的女性患者，因呼吸困难入院。该患者症状比较严重，休息状态下也有呼吸困难的症状，夜间还有憋醒的时候，经心脏超声等检查最终确诊为心力衰竭、心功能IV级，患者左室射血功能特别差，只有35%（正常人为55%以上）。

到底是什么原因导致这么年轻的女性发生了这么严重的心脏损害？追问病史得知，该患者长期从事旅游接待服务，从20多岁开始每天饮白酒500g，啤酒4～5瓶，朋友和领导都说她是海量。但这位患者最终因大量饮酒，被诊断为酒精性心肌病。

酒精性心肌病的定义

长期过量饮酒（WHO标准：女性>40g/d，男性>80g/d，饮酒5年以上），出现心脏病的症状和体征，称为酒精性心肌病。

临床症状

酒精性心肌病临床表现多样化，轻者表现为心悸、胸闷、疲乏、无力等；重者出现呼吸困难、端坐呼吸及夜间阵发性呼吸困难等症状，亦可有颈静脉怒张、肝淤血、下肢水肿及胸腔积液等，甚至会发生死亡。实验室检查发现心脏扩大、心脏射血功能降低。

治疗

酒精性心肌病的治疗关键是早诊断、早戒酒及对症治疗，以期延缓或逆转病情，有严重心功能不全者应到医院及时诊治，以期达到最好的治疗效果。

病例

36 岁男性险些丧命，原因竟是肺栓塞

　　一名 36 岁的男性患者在游泳过程中突然出现呼吸困难，暂时性晕厥，被家人送至我院，最终诊断为肺栓塞。由于就诊比较及时，经抢救患者脱离危险。经检查患者下肢静脉多发血栓，肺栓塞的原因就是下肢血栓脱落堵塞肺动脉，所以我们给患者下肢植入了"滤器"，防止血栓再次脱落，随着血液再次堵塞肺动脉，同时给予患者溶栓治疗。

什么是肺栓塞

　　最常见类型为肺血栓栓塞症（PTE），是发病时非常凶险的致死性疾病，常常由于下肢静脉血栓脱落，阻塞肺动脉而造成严重呼吸困难、晕厥，甚至猝死。由于该病缺乏特征性临床表现，临床诊断困难，常常存在误诊、漏诊。

哪些人容易患上肺栓塞

　　1. 年龄大者：研究显示，年龄每增加 10 岁，发病率增加 1 倍；

2. 服用雌激素治疗的女性，或口服避孕药者；

3. 有静脉血栓症者；

4. 肥胖者；

5. 手术如骨折手术术后者；

6. 妊娠期、产褥期的女性；

7. 长期少动者；

8. 患有静脉曲张者。

如何预防肺栓塞

有上述基础疾病者，在应用药物时应注意下肢血栓形成的检测，如定期做血管超声检查。对长途旅行者，飞行或久坐时间超过6小时，应该避免下肢和腰部着紧身衣物，避免脱水，并且经常进行腓肠肌伸缩等活动。

病 例 三

听信偏方，差点误诊

我院门诊曾收治一名56岁的女性患者，该患者以频发胸闷、气短为主要症状，曾到一位老中医处问诊，经号脉后诊断为心肌缺血、冠心病，老中医给予患者中药治疗，并告诉她一些疏通血管的方法，如拍打上肢。患者按照老中医的治疗方法，花费了数千元，但症状时好时坏，上肢还留下了淤青，皮下出现出血症状。如果不看病史，还以为患者遭受了家暴，这就是拍打治疗导致皮下淤血的结果。

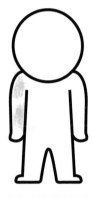

患者皮肤淤血情况
示意图

在门诊经过询问病史、查体、心电图、心脏超声、心理问卷调查等检查，周医生认为该患者并没有心肌缺血、冠心病的充分依据，症状可能为过度焦虑所致，建议患者回家观察。但患者拒绝，要求住院，一定要检查清楚。

经入院检查冠状动脉CT等，最终排除患者患有冠心病的可能性，考虑患者症状为过度焦虑、神经功能紊乱所致。患者很高兴地出院了，按照周医生的指导，每日进行有氧运动、调整睡眠等非药物治疗后，症状完全消失，生活也非常愉快。

通过这个病例，周医生想给广大患者一些建议：

1. 虽然冠心病、心肌缺血比较常见，但也有一定的发生概率，出现胸闷并不一定就是冠心病。

2. 对冠心病的诊断治疗，中医有独特的理论基础，但也有一些"伪中医"搞迷信、偏方，在网上大肆宣传西医就是乱花钱、乱检查，号称可以通过号脉告诉患者血管堵了多少，甚至说通过号脉就可以知道患者血尿酸的具体数值。在此周医生建议，有病一定要到正规医院就诊，医生会给患者合理的检查和治疗方案。

病 例 四

经常偏头疼，也可能是心脏病

一名26岁的女性患者，最近一段时间总是感觉偏头疼，到各大医院的神经科进行了检查，做了头部核磁、头部血管成像，都没检查出什么问题。用了一些药，缓解效果也不是特别好。

经过朋友介绍到周医生这儿来就诊，周医生让这名患者做了一下Valsalva动作，患者突然出现了偏头疼。于是周医生让患者做了食道超声，发现这个患者有先天性心脏病，卵圆孔未闭。

周医生在这里提醒大家，如果经常偏头疼，特别是年轻人，一定要检查心脏，一定要看是否有先天性心脏病。

卵圆孔未闭会出现偏头疼的主要原因有三个：

第一个是当我们的右心向左心血液分流的时候会造成脑缺氧；

第二个是5-羟色胺增多；

第三个是矛盾性的微血栓形成。

有研究显示，41%的偏头疼实际上伴有先天性心脏病，卵圆孔未闭。所以，查不到原因的偏头疼一定要看看心脏。

参考文献

〔1〕《中国心血管健康与疾病报告》编写组.《中国心血管健康与疾病报告2021》概要〔J〕.中国循环杂志,2022,37(6):553-578.

〔2〕YOKOYAMA M,ORIGASA H,MATSUZAKI M,et al. Effects of eicosapentaenoic acid on major coronary events in hyper cholesterolaemic patients(JELIS):a randomised open-label,blinded endpoint analysis〔J〕. Lancet,2007,369(9567):1090-1098.

〔3〕BHATT DL，STEG PG，MILLER M,et al. Cardiovascular risk reduction with icosapent ethyl for hypertriglyceridemia〔J〕. N Engl J Med,2019,380(1):11-22.

〔4〕李小鹰.阿司匹林在动脉粥样硬化性心血管疾病中的临床应用:中国专家共识(2016)解读〔J〕.中华内科杂志,2017,56(1):4-6.

〔5〕中华医学会心血管病学分会动脉粥样硬化与冠心病学组,中华心血管病杂志编辑委员会.超高危动脉粥样硬化性心血管疾病患者血脂管理中国专家共识〔J〕.中华心血管病杂志,2020,48(4):280-286.

〔6〕中国成人血脂异常防治指南修订联合委员会.中国成人血

脂异常防治指南（2016年修订版）[J].中国循环杂志,2016,31(10)：
937-935.

[7] 中国老年医学学会高血压分会.老年人异常血压波动临床诊
疗中国专家共识[J].中国心血管杂志,2017,22(1)：1-11.